SingLiesel

MIX
Papier aus verantwortungsvollen Quellen
FSC® C014138
FSC www.fsc.org

Impressum:

Druck: FINIDR, Czech Republic

Satz und Umschlaggestaltung: Röser MEDIA GmbH & Co. KG, Karlsruhe

Bildnachweise: Shutterstock.com

ISBN 978-3-944360-24-9

www.singliesel.de

Hinweis:

Alle Übungsvorschläge in diesem Buch sind aus der Praxis heraus entstanden und vielfach erprobt. Bitte vergessen Sie aber nicht, dass jeder Mensch, mit dem Sie als Übungsleiter oder Übungsleiterin Gedächtnistraining machen, seine spezielle Tagesform und seine einzigartige Biografie mitbringt, die Sie dabei vielleicht berücksichtigen müssen. Nicht jede Übung passt für jeden. Die Autorin und der Verlag haften nicht für etwaige Personen- oder Sachschäden.

Natali Mallek

Herbst

Gedächtnistraining für jede Jahreszeit

Mit Kopiervorlagen

Inhalt

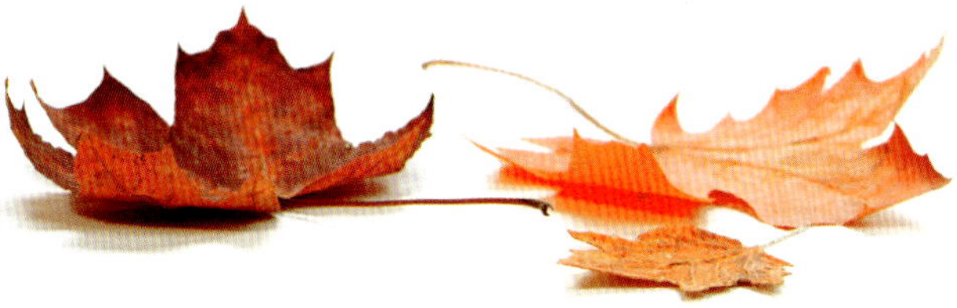

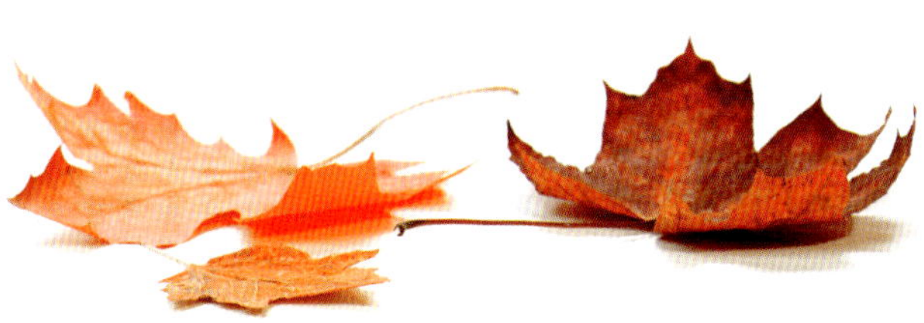

Einführung

Gedächtnistraining macht Spaß, vertreibt die Zeit und bringt die grauen Zellen in Schwung. Es ist ein schöner Bestandteil der Seniorenarbeit und wird, besonders in Einrichtungen der Altenhilfe, gerne angenommen. In der Praxis fehlt häufig die Zeit, ein Gedächtnistraining vorzubereiten, deswegen haben wir die Praxishefte entwickelt. Ein besonderes Augenmerk haben wir darauf gelegt, dass kein zusätzliches Material benötigt wird.

Das Einzige, was Sie vor dem Einsatz der Übungsstunden in diesen jahreszeitlichen Heften machen müssen, ist, ggf. die Arbeits- und Liedblätter kopieren: Dann kann es losgehen.

Aufbau der Übungsstunden

Am Anfang und am Ende der Übungsstunden finden Sie jeweils ein Element, das zur Entspannung der Teilnehmenden beitragen soll. Ein zum Thema passendes Lied führt in die Übungsstunde hinein, durch Anstimmen wird eingestimmt. Am Ende jeder Stunde werden die Teilnehmer mit einer kleinen Geschichte in den Alltag entlassen.

Die Schwierigkeit der Übungen variiert. Jede Übung kann zusätzlich an die Leistungsfähigkeit der eigenen Gruppe angepasst werden – geeignete Tipps und Anregungen dazu finden Sie in der jeweiligen Übungsbeschreibung.

Zu jeder Übungsstunde gehören zwei Arbeitsblätter. Erfahrungsgemäß haben die Teilnehmer an Gedächtnistrainingsrunden sehr unterschiedliche Ressourcen und Möglichkeiten. Entscheiden Sie selbst, ob die Aufgaben auf den Arbeitsblättern in Einzelarbeit oder gemeinsam gelöst werden. Stellen Sie dabei sicher, dass die Teilnehmenden nicht überfordert werden, vermeiden Sie aber auch eine Unterforderung, soweit es möglich ist.

Auch Bewegung ist ein wichtiger Bestandteil des Gedächtnistrainings. Eine Übung mit kleineren integrierten Bewegungen ist Bestandteil jeder Übungsstunde.

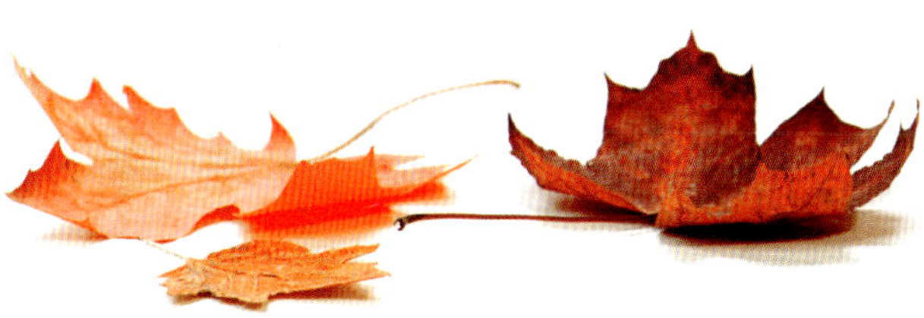

Die Gruppenzusammensetzung

An dieser Stelle würde ich Ihnen gerne empfehlen, das Gedächtnistraining mit sechs leistungsgleichen Teilnehmern durchzuführen. Ich komme allerdings aus der Praxis und bin mir bewusst, dass diese Zusammensetzung eine Utopie ist. Versuchen Sie also, diesem Ideal so nah wie möglich zu kommen, machen Sie sich aber keine allzu großen Sorgen, wenn Sie es nicht schaffen. Sie kennen Ihre Teilnehmer – beobachten Sie sie also bitte genau: Fühlen die Anwesenden sich wohl? Haben die Anwesenden Spaß? Haben die Teilnehmer Erfolgserlebnisse bei der Umsetzung der Übungen? Wenn ja, ist es eine gelungene Gruppenzusammensetzung.

Das Übungssetting

Die Senioren sitzen bei dem Gedächtnistraining an Tischen. Ideal ist es, wenn die Teilnehmer einander ansehen können: Das fördert die Kommunikation bei und zwischen den Übungen. Denken Sie daran, dass die Schulzeit lange vorbei ist. Abschreiben, schummeln und tuscheln ist erlaubt und trainiert soziale Kompetenzen – das können Sie auch gerne immer wieder betonen!

Sorgen Sie, soweit wie möglich, dafür, dass die Runde nicht von Außenstehenden unterbrochen wird. Eine ruhige Umgebung ohne Störfaktoren unterstützt die Konzentrationsfähigkeit. Achten Sie außerdem darauf, dass die Teilnehmer, die eine Brille oder ein Hörgerät brauchen, diese auch dabei haben.

Durchführung der Übungsstunden

Die Übungen sind so ausgewählt, dass die Übungsstunden in ungefähr 45 Minuten durchgeführt werden können. Falls Sie nicht alle Übungen in der veranschlagten Zeit schaffen, lassen Sie einfach einen Teil weg. Eine angenehme Atmosphäre ist das Einzige was „geschafft“ werden muss – ob eine Übung mehr oder weniger „geschafft“ wird, ist hingegen belanglos. Zeitdruck und Leistungsgedanken sind hinderlich, nur in einer lockeren Stimmung kann das Gehirn seine Fähigkeiten optimal entfalten. Eine wunderbare Möglichkeit, die Atmosphäre angenehm zu gestalten, ist die Integration biografischer Gespräche in die Übungsstunden. Passende Voraussetzungen dafür haben wir geschaffen: Die Übungsstunden orientieren sich an den biografischen Erfahrungen von

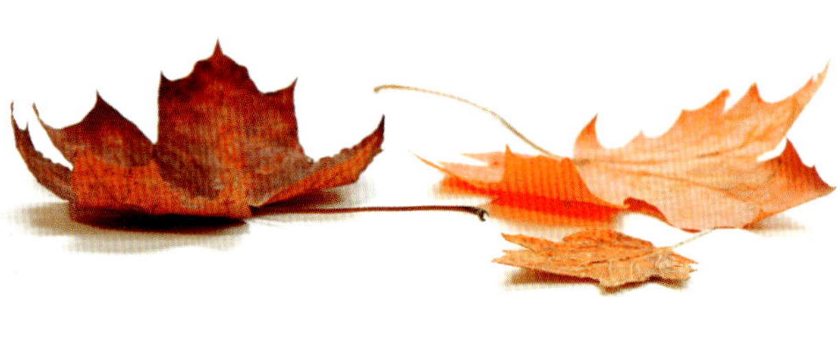

Senioren. Zu jedem der Themen können Sie zwischen den Übungen ein paar biografische Fragen stellen. Hier einige Beispiele:

- Haben Sie auch einmal etwas Ähnliches erlebt?
- Kennen Sie diese Dinge von früher?
- Wie sind Sie mit solchen Situationen umgegangen?
- Können Sie beschreiben, wie sich das für Sie angefühlt hat?
- Fällt Ihnen noch etwas anderes zu dem Thema ein?

Ergänzende Hinweise für die Arbeit mit Menschen mit Demenz

Wir haben die Übungen so gestaltet, dass auch viele Menschen mit beginnender Demenz noch davon profitieren können. Die Übungen sind themenorientiert. Dies fördert die Konzentration und das Interesse der Teilnehmer. Der immer gleiche Aufbau der Übungsstunden wird geprägt durch Rituale wie das Lied zum Anfang und die Geschichte zum Ende der Stunde. Rituale erleichtern Menschen mit Demenz das Wiedererkennen des Angebots und die zeitliche Orientierung.

Sollten Sie zum Thema passende Anschauungsobjekte zur Verfügung haben, integrieren Sie diese in das Angebot. Dinge anfassen, riechen und schmecken zu können und dadurch mehr Sinne in das Training zu integrieren, hat viele Vorteile.

Besonders, wenn auch Menschen mit beginnender Demenz an den Übungsstunden teilnehmen, ist es wichtig, auf die individuellen Bedürfnisse der Teilnehmer einzugehen. Sie kennen Ihre Teilnehmer am besten! Passen Sie die Übungen also an und wählen Sie aus. Achten Sie darauf, dass kein Teilnehmer sich bloßgestellt fühlt und dass für jeden Anwesenden Erfolgserlebnisse möglich sind. Sollte für einen Menschen mit Demenz kein Erfolgserlebnis mehr möglich sein, ist diese Form des Gedächtnistrainings kein geeignetes Angebot mehr.

Ich wünsche Ihnen viel Freude mit dem Praxisheft für Gedächtnistraining!

Natali Mallek

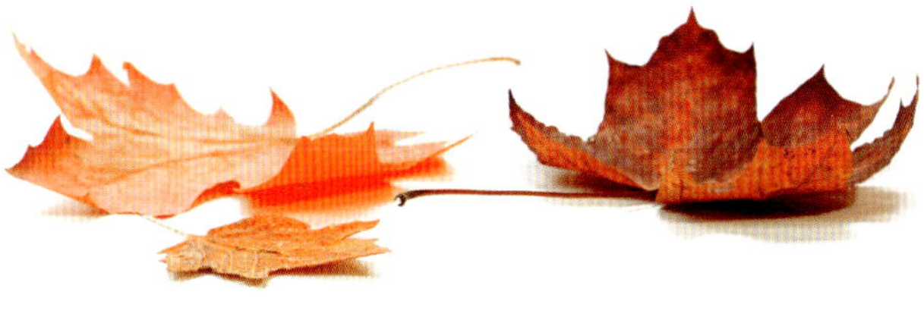

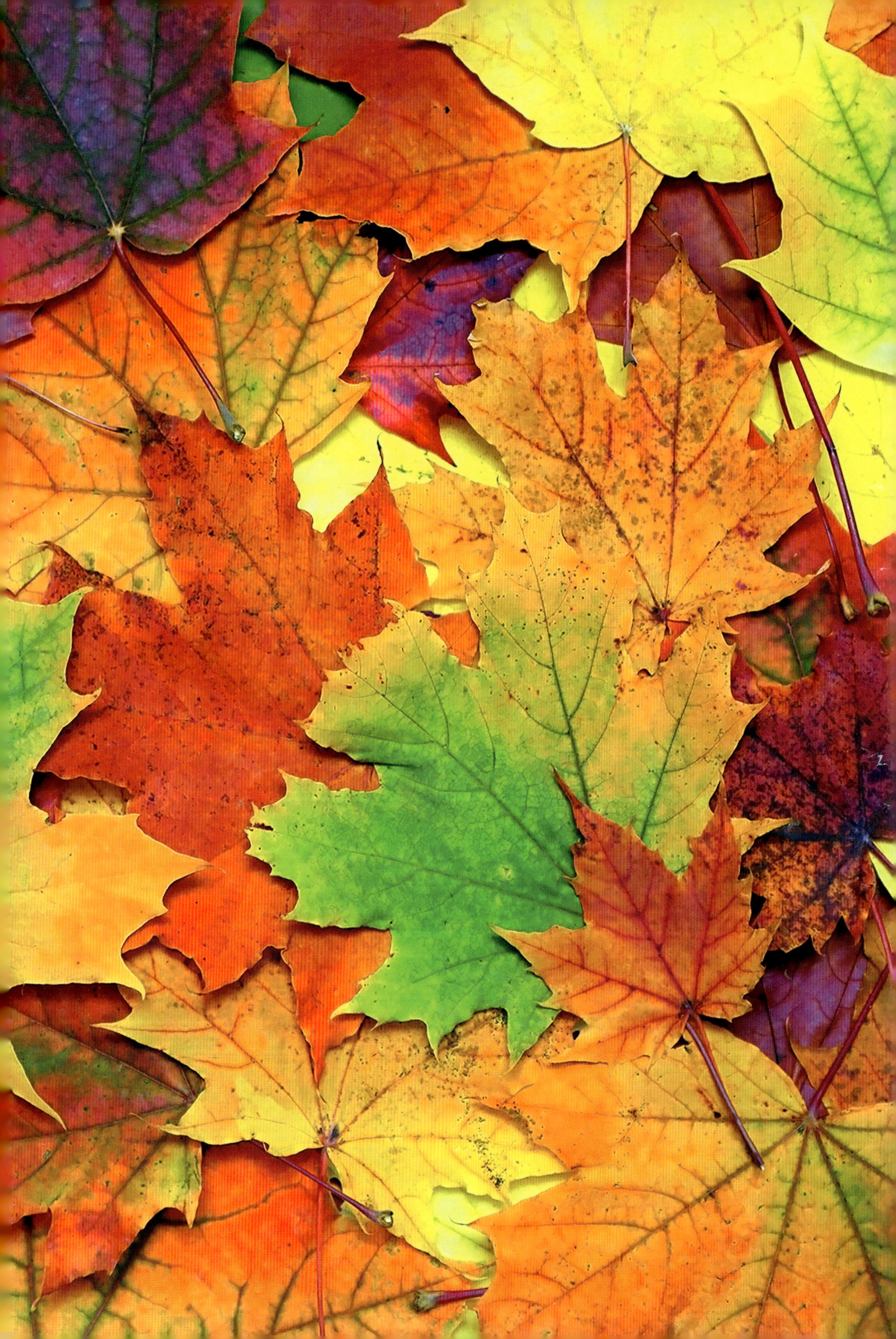

Gemeinsam singen:
„Bunt sind schon die Wälder“

Das wird trainiert:	musikalisches Gedächtnis, Entspannung
Das wird benötigt:	auf Wunsch Liedzettel (S. 12)
Das ist vorzubereiten:	ggf. Liedtext in ausreichender Anzahl kopieren

So geht's:

Singen Sie gemeinsam das Lied „Bunt sind schon die Wälder“

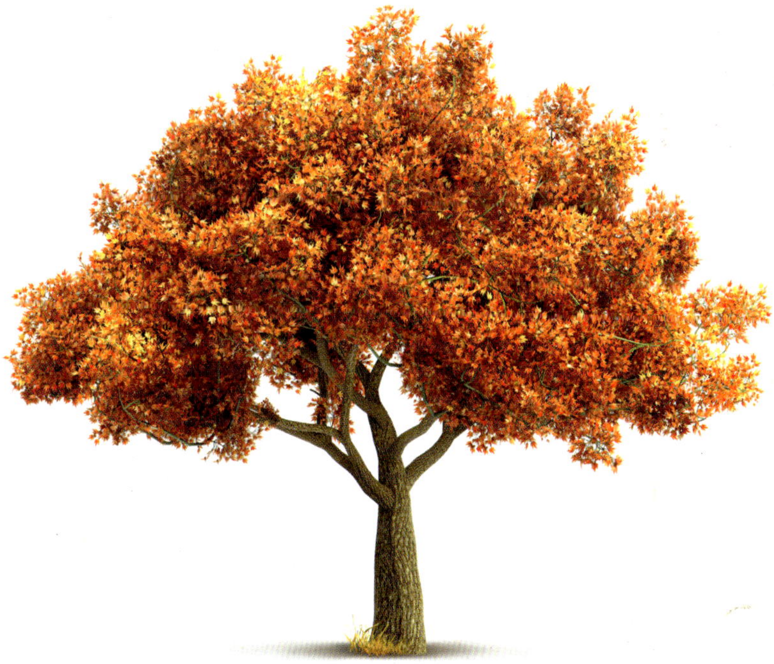

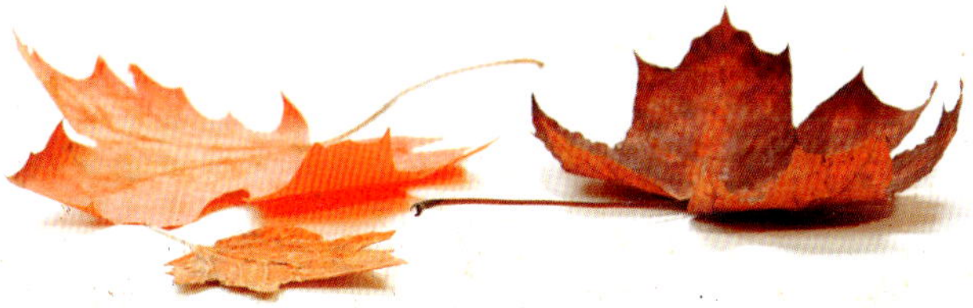

Kopiervorlage

Herbstlied

1. Bunt sind schon die Wälder,
gelb die Stoppelfelder,
und der Herbst beginnt.
Rote Blätter fallen,
graue Nebel wallen,
kühler weht der Wind.

2. Wie die volle Traube
aus dem Rebenlaube
purpurfarbig strahlt!
Am Geländer reifen
Pfirsiche, mit Streifen
rot und weiß bemalt.

3. Flinke Träger springen,
und die Mädchen singen,
alles jubelt froh!
Bunte Bänder schweben
zwischen hohen Reben
auf dem Hut von Stroh.

4. Geige tönt und Flöte
bei der Abendröte
und im Mondesglanz.
Junge Winzerinnen
winken und beginnen
frohen Erntetanz.

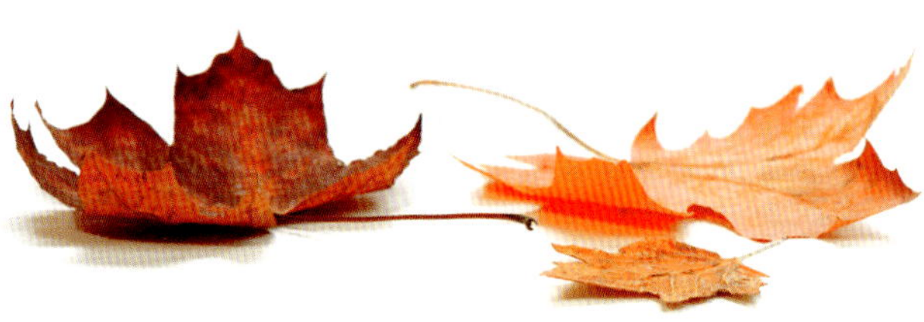

Sammlung:

Baumarten

Das wird trainiert:	**Assoziieren, Worte finden, Wissen**
Das wird benötigt:	**Flipchart, Tafel oder Zettel; Stift oder Kreide**

So geht's:

Die Übungsleitung gibt jeweils einen Buchstaben vor. Die Teilnehmer nennen Baumarten, die mit dem genannten Buchstaben beginnen. Die Baumarten werden auf Flipchart, Tafel oder Zettel für alle sichtbar notiert. Geeignete Buchstaben sind zum Beispiel: A, B, E, F, H, K, L, P, T, U, W.

In einer Gruppe mit ungeübten Teilnehmern sammeln alle die Baumarten gemeinsam im Plenum. Mit fortgeschrittenen Teilnehmern kann diese Aufgabe als Reihum-Übung durchgeführt werden, bei der jeder einmal drankommt.

Lösungsvorschläge:

A = Ahorn, Apfelbaum, Akazie; B = Birke, Birnbaum, Buche; E = Eberesche, Eiche, Eibe, Erle, Esche; F = Fichte, Feigenbaum, Fächerahorn; H = Hainbuche, Hasel; K = Kastanie, Kirschbaum, Kiefer; L = Linde, Lärche; P = Pappel, Pflaumenbaum, Pfirsichbaum, Platane; T = Tanne, Thuja, Trompetenbaum; U = Ulme; W = Wacholder, Weide, Walnussbaum, Weißdorn; und viele mehr.

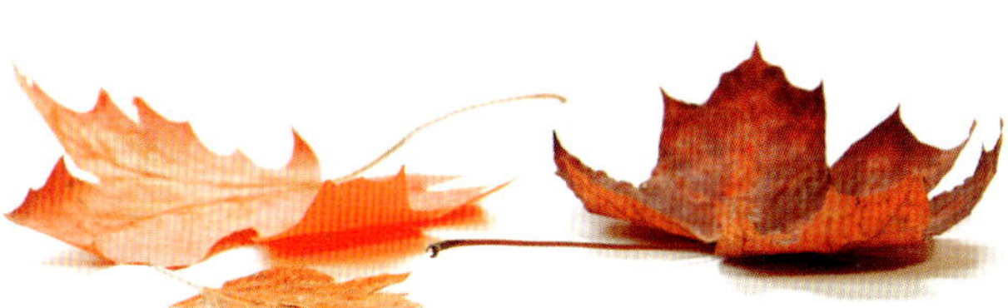

Arbeitsblatt:

Blätter zuordnen

Das wird trainiert:	Konzentration, Wissen
Das wird benötigt:	Kopien des Arbeitsblatts, ein Stift für jeden Teilnehmer
Das ist vorzubereiten:	Arbeitsblatt in ausreichender Anzahl kopieren

So geht's:

Die Übungsleitung verteilt die Arbeitsblätter und die Stifte und bittet die Teilnehmer, die Aufgabe zu lösen. Die Lösungen werden anschließend vorgelesen und gemeinsam besprochen.

In Gruppen mit ungeübten Teilnehmern bespricht die Übungsleitung gemeinsam mit der Gruppe, um welche Blattart es sich jeweils handeln könnte. Die Teilnehmenden können die Lösungen anschließend aufschreiben, wenn sie es möchten.

Lösungen von oben nach unten:

Buche, Birke, Ahorn, Kastanie, Eiche, Weide

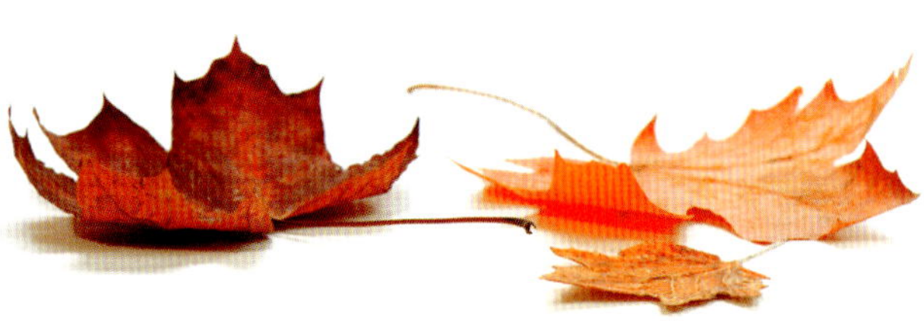

Kopiervorlage

Zu welcher Baumart gehören diese Blätter? Schreiben Sie es in die Kästchen.

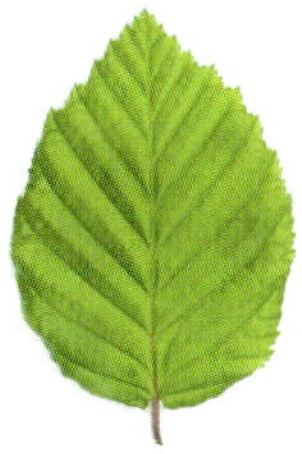	
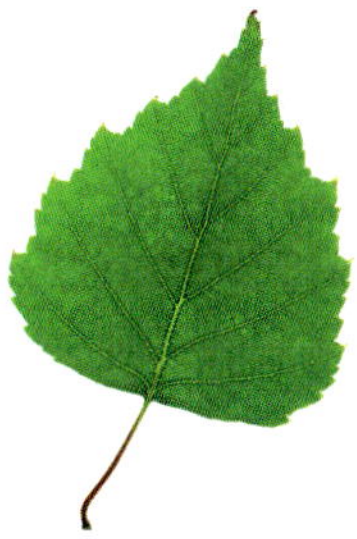	
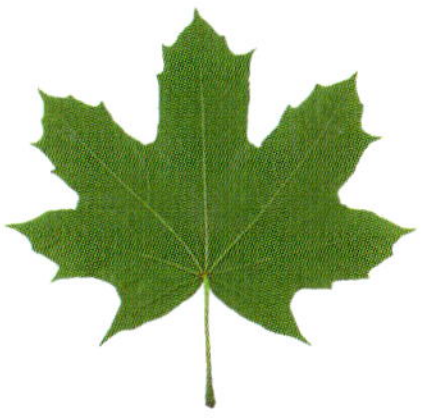	
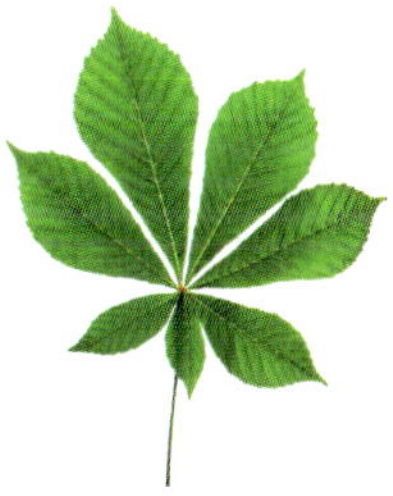	
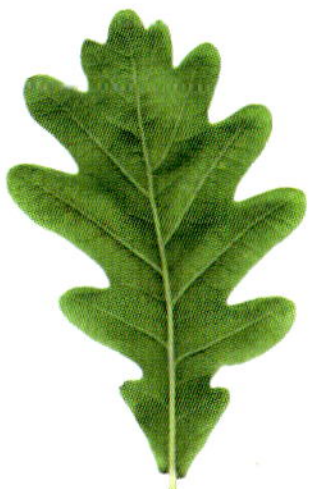	
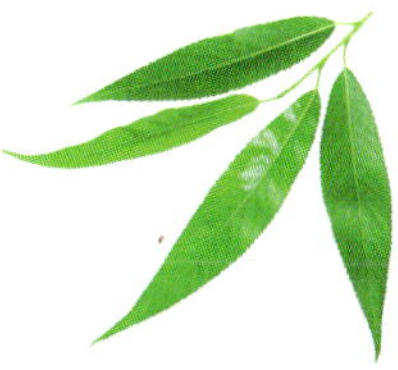	

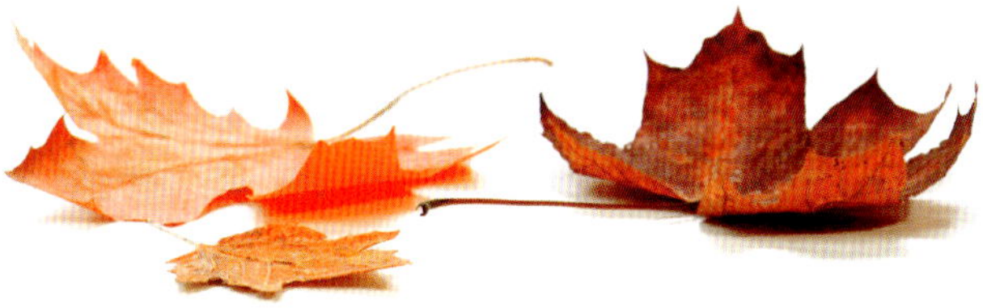

Sprichwörter und Redensarten:
Alles verdreht

Das wird trainiert: Konzentration, Wissen, Worte finden

So geht's:

Die Übungsleitung liest nacheinander die folgenden fehlerhaften Redensarten und Sprichwörter vor. Die Teilnehmenden korrigieren gemeinsam jeden Satz.

1. Die Birne fällt nicht weit vorm Baum.
2. Ich könnte Blumen ausreißen.
3. Wie Weidenlaub zittern.
4. Wie der Hammer im Walde.
5. Pflanze nicht die Blume, die dir Schatten spendet.
6. Alte Primeln verpflanzt man nicht.
7. Eichen sollst du streichen, Buchen sollst du verfluchen.
8. Den Baum vor lauter Blättern nicht sehen.
9. Jemanden zupäppeln.
10. Aus einem großen Samen wächst eine kleine Blume.

Lösungen:

1. Der Apfel fällt nicht weit vom Stamm.
2. Ich könnte Bäume ausreißen.
3. Wie Espenlaub zittern.
4. Wie die Axt im Walde.
5. Fälle nicht den Baum, der dir Schatten spenden.
6. Alte Bäume verpflanzt man nicht.
7. Eichen sollst du weichen, Buchen sollst du suchen.
8. Den Wald vor lauter Bäumen nicht sehen.
9. Jemanden aufpäppeln.
10. Aus einem kleinen Samen wächst ein großer Baum.

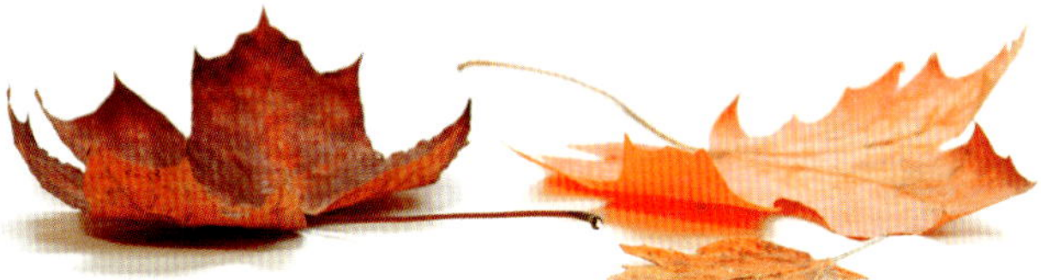

Notizen

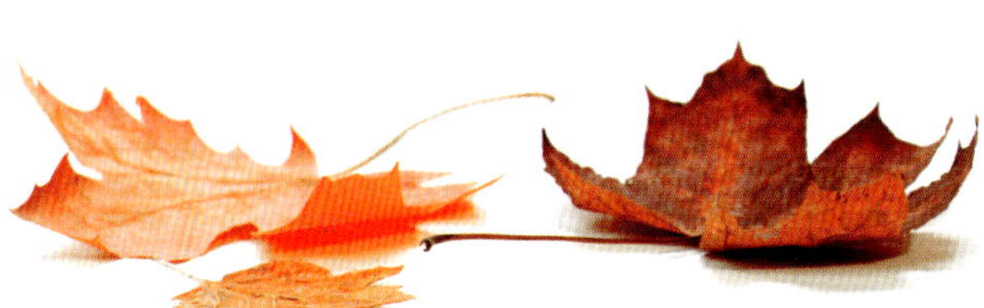

Bewegung:

Heribert und die fallenden Blätter. Eine Bewegungsgeschichte

Das wird trainiert: **Bewegung, Konzentration**

So geht's:

Die Übungsleitung liest den folgenden Text langsam vor. Immer, wenn in der Bewegungsgeschichte **„Blätter fallen"**, imitieren die Teilnehmenden mit beiden Händen die sanft zu Boden fallenden Blätter. Immer dann, wenn **„wirbelnde Blätter"** vorkommen, lassen die Teilnehmer beide Unterarme vor dem Oberkörper umeinanderkreisen (wie beim Wollewickeln). Die Bewegung wird jeweils bis zum nächsten Signalwort fortgeführt.

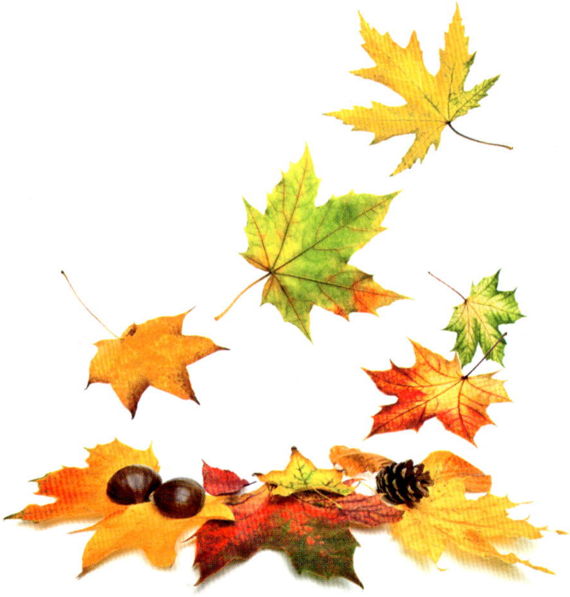

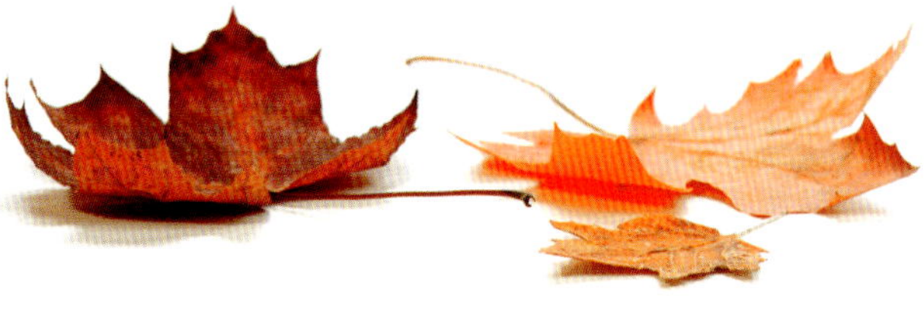

Heribert und die fallenden Blätter

Heribert hat sich warm angezogen. Er hat extra seinen dicken Mantel und seine Mütze herausgesucht. Heute macht er einen ganz besonderen Spaziergang. Es ist ein klarer Herbsttag, und die **Blätter fallen** langsam von den Bäumen. Der Herbst hat sie in den schönsten Farben angemalt. Die **fallenden Blätter** leuchten gelb, orange und rot. Es sind auch **fallende Blätter** dabei, die noch ein bisschen von ihrer grünen Farbe behalten haben, und andere **fallende Blätter**, deren Farbigkeit schon komplett einem Braun Platz gemacht hat. Heribert macht sich auf den Weg in den Wald. Er liebt den Herbst und möchte sehen, wie die **Blätter durcheinanderwirbeln**, er möchte es genießen, die **Blätter fallen** zu sehen. Diese Zeit, die Zeit der **wirbelnden Blätter**, die kommt schließlich nur einmal im Jahr.

Heribert hat Glück, dass der Wind ihn an diesem Herbsttag nicht im Stich lässt. Auch der Wind selbst scheint sich an den **fallenden Blättern** zu erfreuen. Es sieht einfach schön aus, wie die farbigen Blätter von den Bäumen segeln. Es ist ein richtiger Augenschmaus, wenn die bunten **Blätter durcheinanderwirbeln**. Ein Ahornbaum mit tiefroten Blättern hat es Heribert ganz besonders angetan. Er geht auf den Ahornbaum zu. Es ist kein heimischer Ahorn. Die heimischen Ahornbäume sind ein bisschen anders gefärbt. Doch auch von diesem wunderschönen roten Ahornbaum **fallen die ersten Blätter** zu Boden. Wenn Heribert über den Waldboden geht, hört er das trockene Laub unter seinen Schuhsohlen. Der Wind ist jetzt so stark, dass Heribert absichtlich ein bisschen trockenes Laub in die Luft tritt. Der Wind nimmt das **Laub und wirbelt es durcheinander**. Was für ein wunderschönes Herbstspektakel.

Langsam wird Heribert aber von dem Herbstwind ein bisschen kalt. Er zieht sich seine Mütze tief ins Gesicht und kuschelt sich in seinen warmen Mantel. Er verlässt den Wald und winkt den **fallenden Blättern**. Er tritt noch einmal ein bisschen trockenes Laub in die Lüfte und betrachtet, wie der Wind **es durcheinanderwirbelt**. Dann geht Heribert nach Hause.

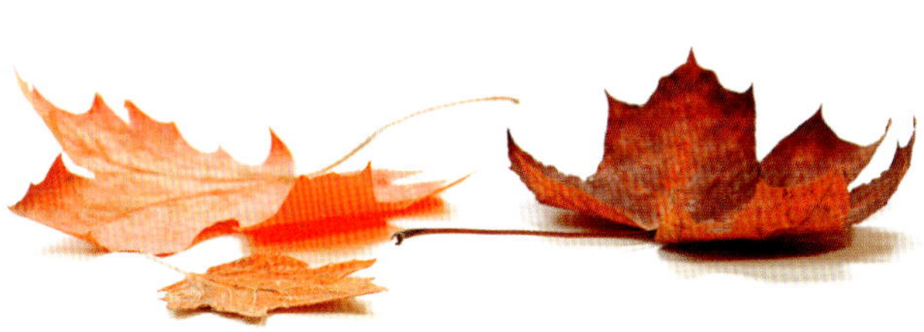

Arbeitsblatt:
Schüttelsätze

Das wird trainiert:	Konzentration, Wissen
Das wird benötigt:	Kopien des Arbeitsblatts, ein Stift für jeden Teilnehmer
Das ist vorzubereiten:	Arbeitsblatt in ausreichender Anzahl kopieren

So geht's:

Die Übungsleitung verteilt die Arbeitsblätter und die Stifte und bittet die Teilnehmer, die Aufgabe zu lösen und die Lösungen aufzuschreiben. Die Lösungen werden anschließend vorgelesen und gemeinsam besprochen.

In Gruppen mit ungeübten Teilnehmern werden die Aufgaben im Plenum gelöst. Die Teilnehmenden können anschließend die Lösungen aufschreiben, wenn sie es möchten.

Lösungen:

Die Blätter der Bäume leuchten in allen Farben.

Der Herbst ist ein bunter Monat.

Das Laub tanzt im Wind.

Der Waldboden ist mit Laub bedeckt.

Die vielen Blätter bieten Tieren ein Versteck.

(Auch andere Varianten sind möglich.)

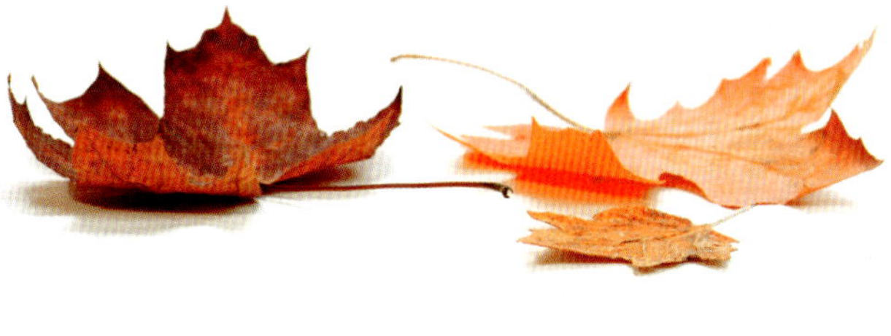

Kopiervorlage

Hier wurden die Wörter durcheinandergewürfelt.

Bringen Sie die Wörter in eine sinnvolle Reihenfolge!

allen der Die Farben Blätter leuchten Bäume in

____

ein Monat Der bunter Herbst ist

____

Wind tanzt Das im Laub

____

mit bedeckt Der Laub ist Waldboden

____

vielen Versteck bieten Die Tieren ein Blätter

____

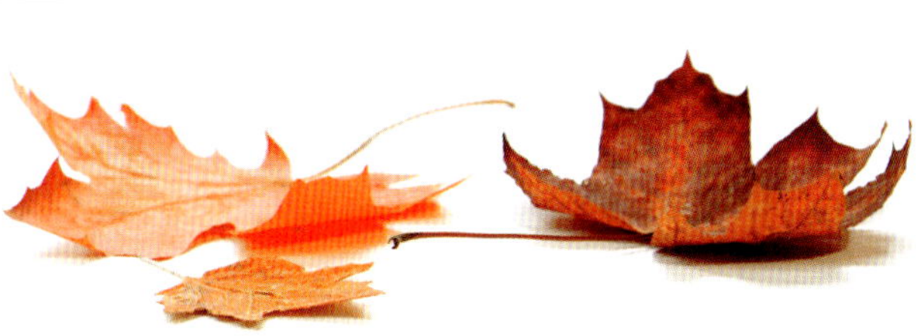

Schätzen:
Wie viele Blätter sind zu sehen?

Das wird trainiert: **Urteilen, Wissen, Konzentration**

So geht's:

Die Übungsleitung hält das Bild mit den bunten Blättern (S. 23) kurz für alle sichtbar hoch und dreht es dann um. Sie bittet nun die Teilnehmer zu schätzen, wie viele Blätter ganz oder teilweise auf dem Bild zu sehen sind. Im Anschluss darf einer der Teilnehmer nachzählen.

Lösung:

19 Blätter

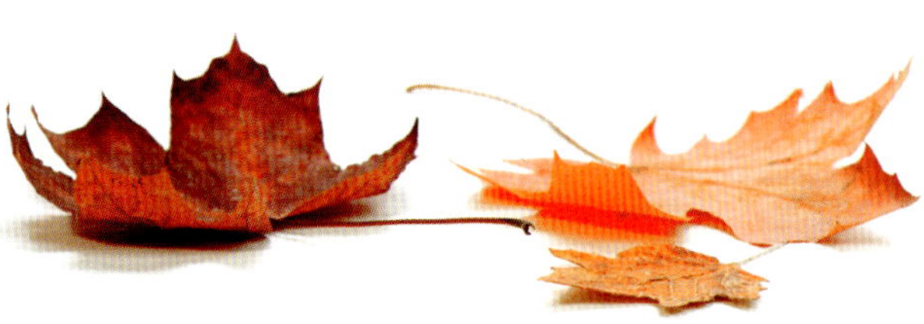

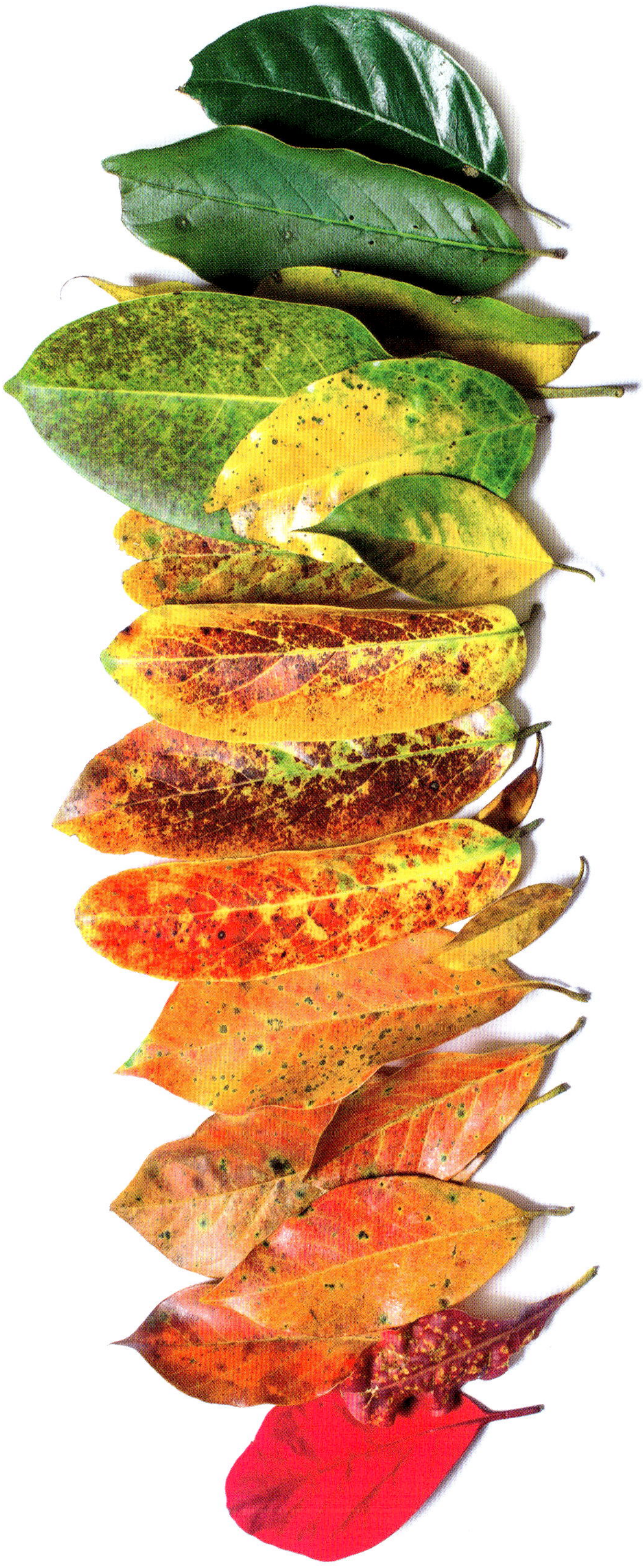

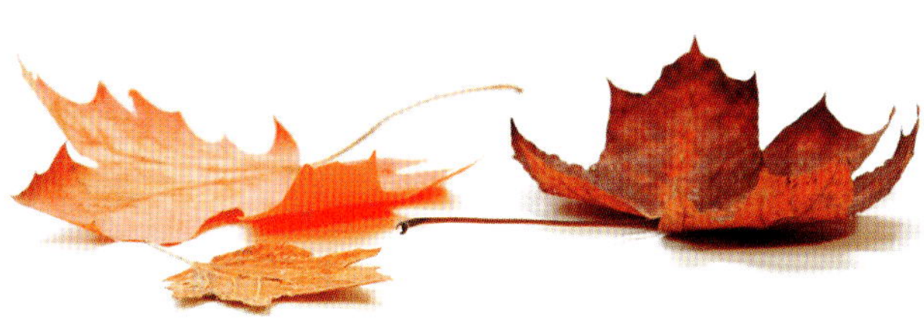

Geschichte:

Das letzte Blatt

Das wird trainiert: **Entspannung**

So geht's:

Die Übungsleitung liest die Geschichte langsam vor.

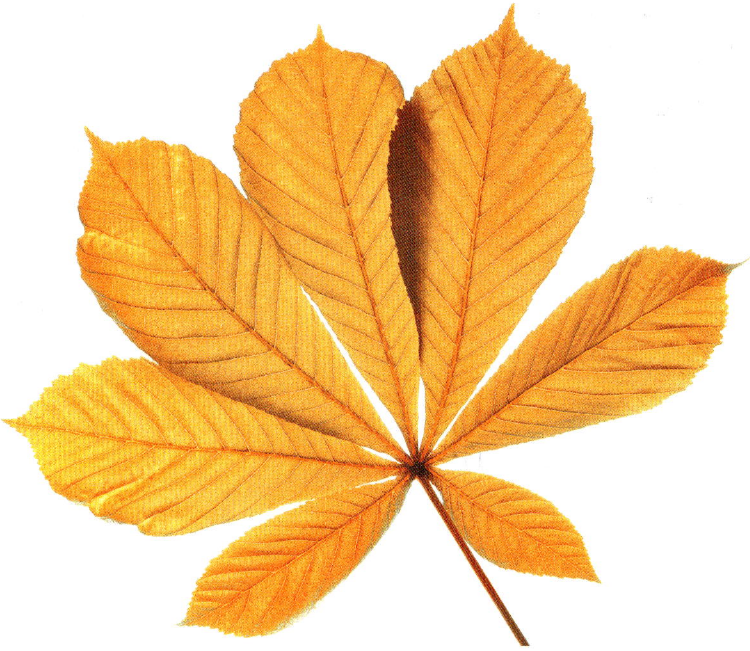

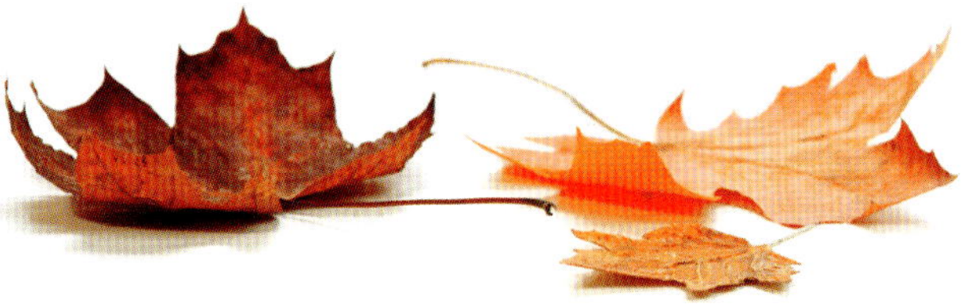

Das letzte Blatt

Die kleine Karla schaut erwartungsvoll aus dem Fenster. Dort steht ein großer Kastanienbaum. Die Kastanien hat der Baum schon alle verloren. Karla hat ganz viele davon gesammelt. Anschließend hat sie mit den Kastanien gebastelt. Sie hat Spinnen gebastelt und Pferde und sogar ein kleines Männchen mit Zahnstocherbeinen. Nun hat der Kastanienbaum nicht mehr nur seine Früchte abgeworfen, nun hat er auch fast keine Blätter mehr. Ein Blatt nach dem anderen ist auf den Boden gefallen. In großen Haufen liegen die gelben und braunen Blätter des Kastanienbaums auf dem Boden. An den Ästen hängt fast kein Blatt mehr. Aber nur fast. Ganz weit oben hängt noch eins. Ein einziges hartnäckiges Blatt hält sich immer noch an einem Ast des Kastanienbaums fest.

Karla fragt sich, warum das Blatt nicht zu den anderen Blättern auf den Boden fällt. Vielleicht hat es Angst, weggefegt zu werden? Das macht Karlas Vater nämlich regelmäßig mit den Blättern auf dem Boden. Er fegt sie weg. Auch an diesem Nachmittag ist er wieder fleißig bei der Arbeit. Als er in die Wohnung kommt, verkündet er voller Stolz: „So, jetzt habe ich das letzte Mal in diesem Jahr Blätter gefegt, der Kastanienbaum hat die letzten Blätter verloren, und ich muss jetzt endlich nicht mehr fegen!"

Karla sagt ihrem Vater nicht, dass da noch ein einziges Blatt am Kastanienbaum hängt. „Das ist aber schön, dass du jetzt nicht mehr fegen musst", sagt sie und freut sich darüber, dass das letzte Blatt nicht dem Besen zum Opfer gefallen ist.

Als sie am nächsten Tag vom Spielen heimkommt, schaut sie hoch zu dem letzten Blatt des Kastanienbaums. Sie bekommt einen kurzen Schreck. Das Blatt ist weg! Traurig geht sie zur Haustür.

Und da? Da liegt das Blatt. Direkt vor der Tür. So, als hätte es nur auf sie gewartet. Sie nimmt es mit und legt es zu dem Kastanienmännchen mit den Zahnstocherbeinen.

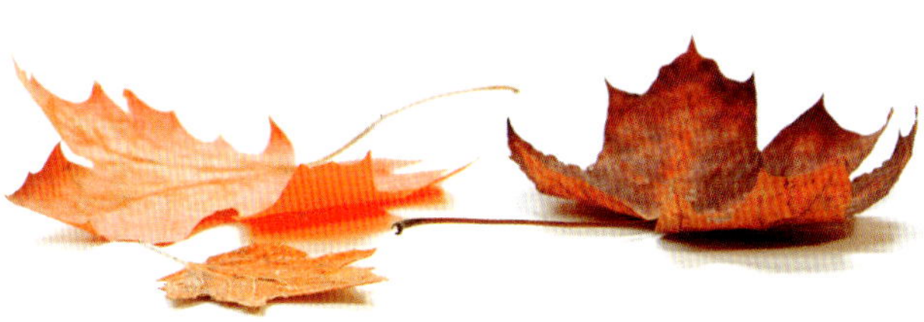

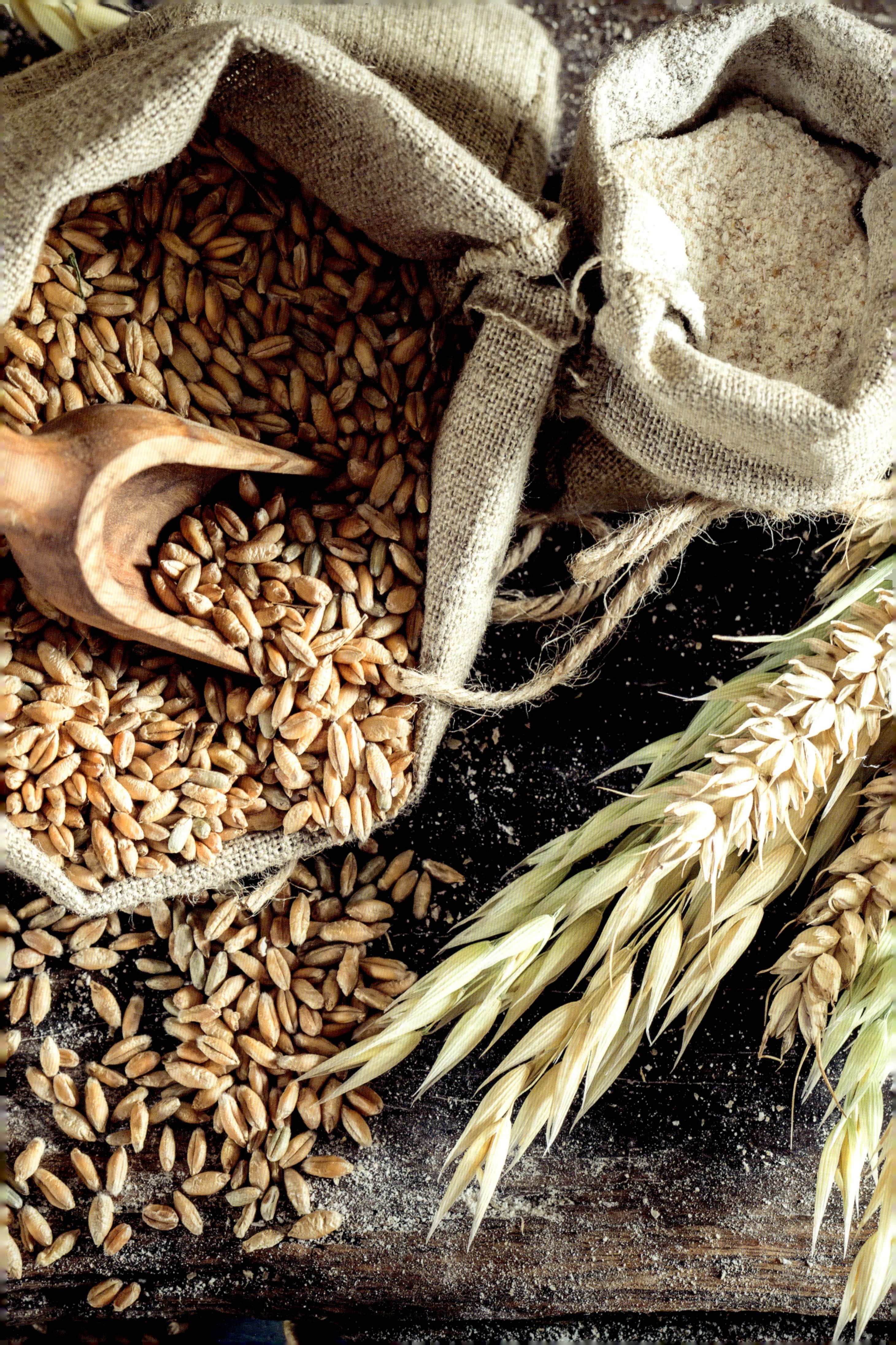

Gemeinsam singen:
„Wir pflügen und wir streuen"

Das wird trainiert:	*musikalisches Gedächtnis, Entspannung*
Das wird benötigt:	*auf Wunsch Liedzettel (S. 28)*
Das ist vorzubereiten:	*ggf. Liedtext in ausreichender Anzahl kopieren*

So geht's:

Singen Sie gemeinsam das Lied „Wir pflügen und wir streuen".

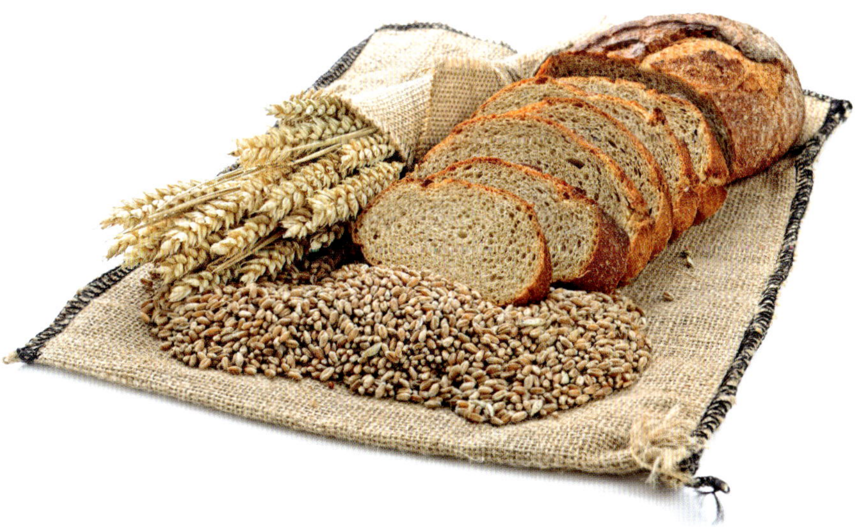

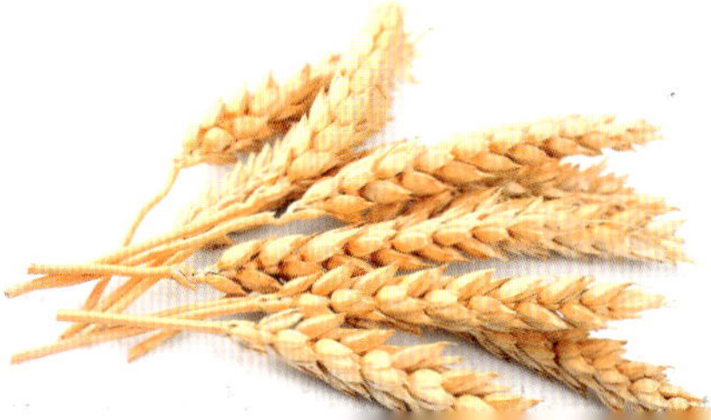

Kopiervorlage

Wir pflügen und wir streuen

1. Wir pflügen, und wir streuen
den Samen auf das Land,
doch Wachstum und Gedeihen
steht in des Himmels Hand:
Der tut mit leisem Wehen
sich mild und heimlich auf
und träuft, wenn heim wir gehen,
Wuchs und Gedeihen drauf.

(Refrain:)
Alle gute Gabe kommt her von Gott dem Herrn,
drum dankt ihm, dankt, drum dankt ihm, dankt und hofft auf ihn!

2. Er sendet Tau und Regen
und Sonn- und Mondenschein,
er wickelt seinen Segen
gar zart und künstlich ein
und bringt ihn dann behände
in unser Feld und Brot:
Es geht durch unsre Hände,
kommt aber her von Gott.

3. Was nah ist und was ferne,
von Gott kommt alles her,
der Strohhalm und die Sterne,
der Sperling und das Meer.
Von ihm sind Büsch und Blätter
und Korn und Obst von ihm,
das schöne Frühlingswetter
und Schnee und Ungestüm.

4. Er lässt die Sonn aufgehen,
er stellt des Mondes Lauf,
er lässt die Winde wehen
und tut den Himmel auf.
Er schenkt uns so viel Freude,
er macht uns frisch und rot,
er gibt den Kühen Weide
und unsern Kindern Brot.

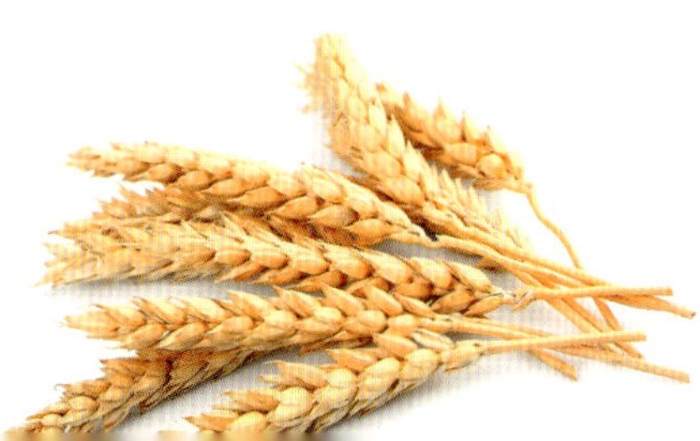

Sammlung:

Aus Getreide

Das wird trainiert: Assoziieren, Worte finden, Wissen

Das wird benötigt: Flipchart, Tafel oder Zettel; Stift oder Kreide

So geht's:

Die Übungsleitung sammelt gemeinsam mit den Senioren die Namen von verschiedenen Getreidesorten und Dingen, die aus diesen Getreidesorten hergestellt werden. Die Getreidesorten und die Verwendungsbeispiele werden auf Flipchart, Tafel oder Zettel notiert. Kennt einer der Teilnehmenden vielleicht ein Rezept auswendig?

Lösungsvorschläge:

Weizen	Brot, Kuchen, Mehl, Grieß, Graupen, Weizenbier, Weizenkeimöl
Roggen	Brot, Viehfutter
Gerste	Bier, Whisky, Malzkaffee
Hafer	Haferflocken, Müsli, Hafermilch
Hirse	Vogelfutter, Hirsebrei
Reis	Milchreis, Risotto, Reiswaffeln
Mais	Viehfutter, Gemüse, Popcorn

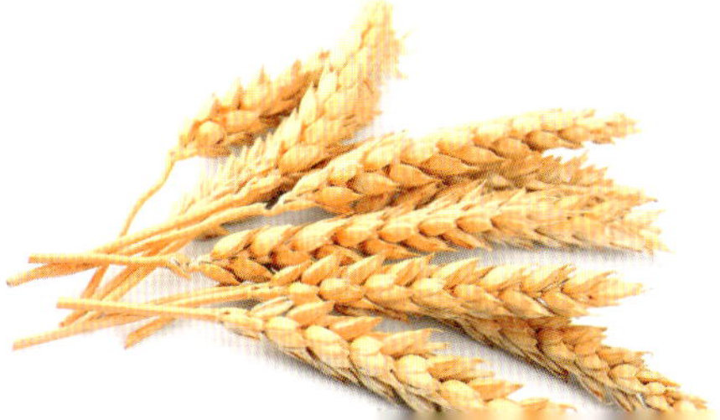

Arbeitsblatt:

Getreidesorten erkennen

Das wird trainiert:	Konzentration, Wissen
Das wird benötigt:	Kopien des Arbeitsblatts, ein Stift für jeden Teilnehmer
Das ist vorzubereiten:	Arbeitsblatt in ausreichender Anzahl kopieren

So geht's:

Die Übungsleitung verteilt die Arbeitsblätter und die Stifte und bittet die Teilnehmer, die Aufgabe zu lösen. Die Lösungen werden anschließend gemeinsam besprochen.

In Gruppen mit ungeübten Teilnehmern besprechen alle gemeinsam, um welche Getreidesorten es sich handeln könnte. Die Teilnehmenden können danach die Lösungen aufschreiben, wenn sie möchten.

Lösungen von oben nach unten:

Hirse, Roggen, Hafer, Weizen, Mais, Gerste

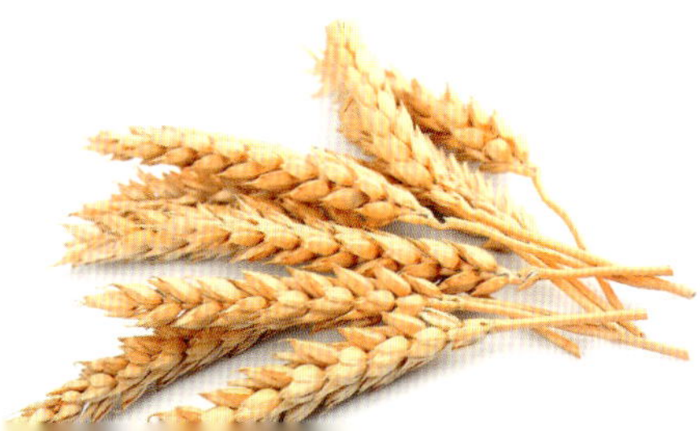

Kopiervorlage

Wie heißen die Getreidesorten? Schreiben Sie es in die Kästchen.

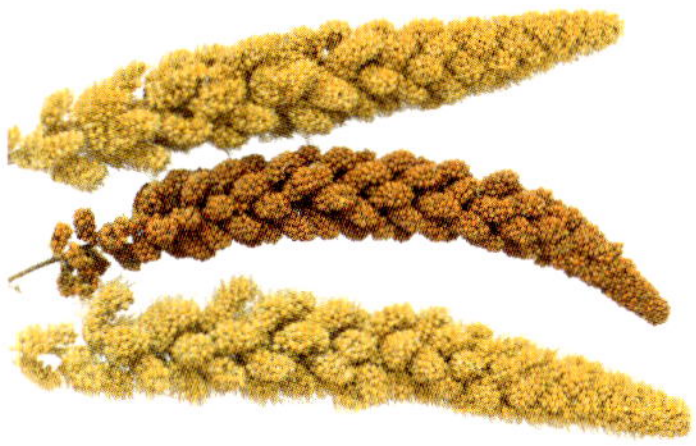	
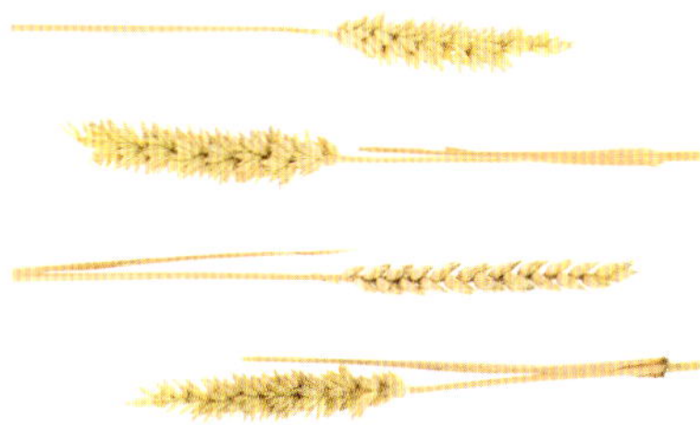	
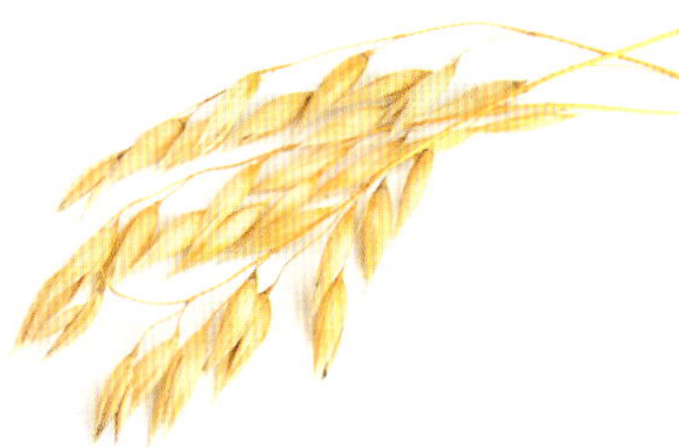	
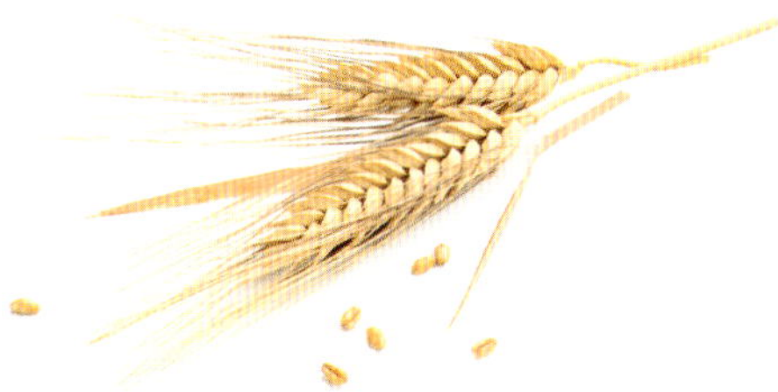	
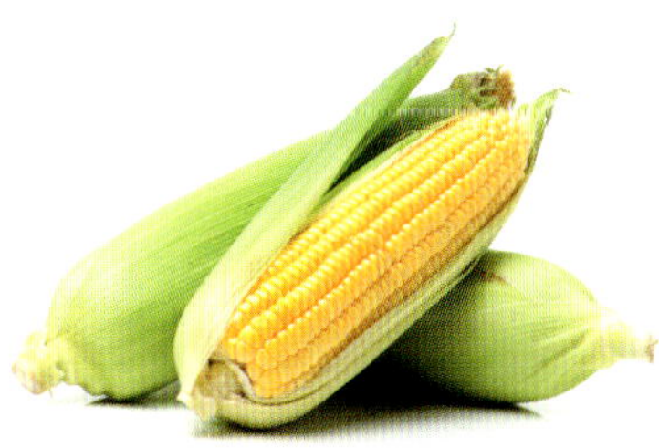	
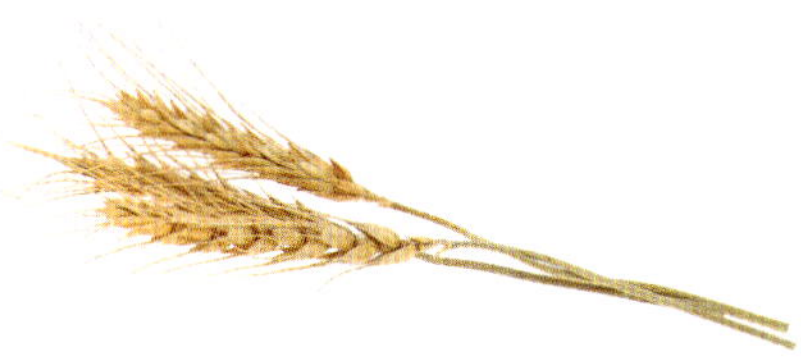	

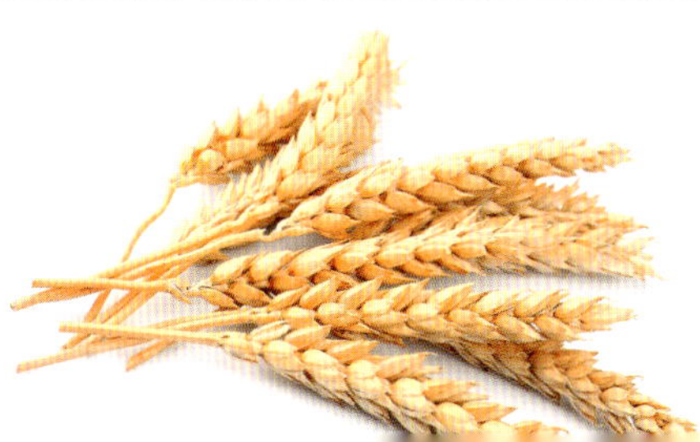

Namen finden:
Neue Gebäck-Sorten

Das wird trainiert: ***Fantasie, Worte finden, Assoziieren***

So geht's:

Die Übungsleitung stellt den Teilnehmern folgende Aufgabe:

Vier Gerringheimer Landfrauen haben ganz besonders schmackhafte und raffinierte Backwaren erfunden. Die Rezepte für diese Backwaren möchten sie nun in einem Kochbuch veröffentlichen. Leider fallen ihnen keine geeigneten Namen für die Backwaren ein.

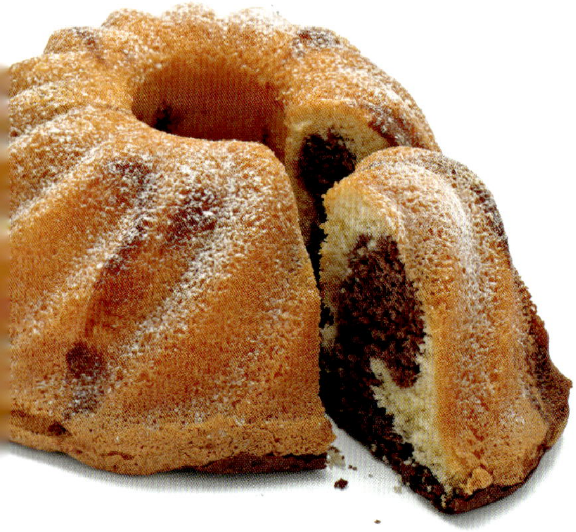

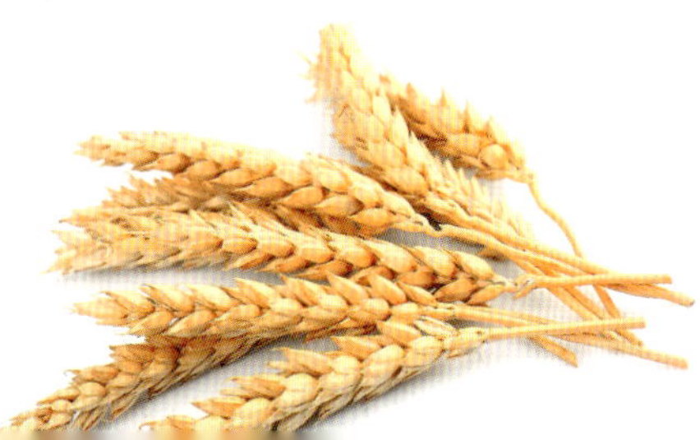

Gertrud Beyer:

Gertrud ist bekannt für ihren lockeren Hefeteig. Für ihre Backkreation hat sie kleine Hefeteigkreise mit einer Haselnuss-Marzipanmischung gefüllt. Bestreut hat sie die runde Köstlichkeit mit Hagelzucker.

Wie könnte die süße Leckerei heißen?

Maria Hoffmann:

Maria ist eine Kuchenexpertin. Aus Mürbeteig hat Maria Schokoladenherzen gebacken und diese in der Mitte eines saftigen Kastenkuchens versteckt. Wenn man den hellen Kuchen aufschneidet, sieht man die dunklen Schokoladenherzen. Es wirkt wie Zauberei.

Wie könnte Maria den Kuchen nennen?

Margot Zühlke:

Margot mag besonders gern Quark-Ölteig. Ihren Teig hat sie diesmal mit gemahlenen Pistazien verfeinert. Durch die Pistazien ist der Teig ganz grün. Sie hat kleine Brezeln daraus geformt. Die Brezeln hat sie nach dem Backen mit Butter bestrichen und in Kristallzucker gewendet.

Fällt Ihnen ein Name für die Brezeln ein?

Else Köhler:

Else mag es gern herzhaft. Beim Backen verwendet sie mit Vorliebe Blätterteig. Den Blätterteig hat sie mit einer Mischung aus frischen Gartenkräutern, Frischkäse und Hackfleisch gefüllt.

Wie könnte das Gebäck heißen?

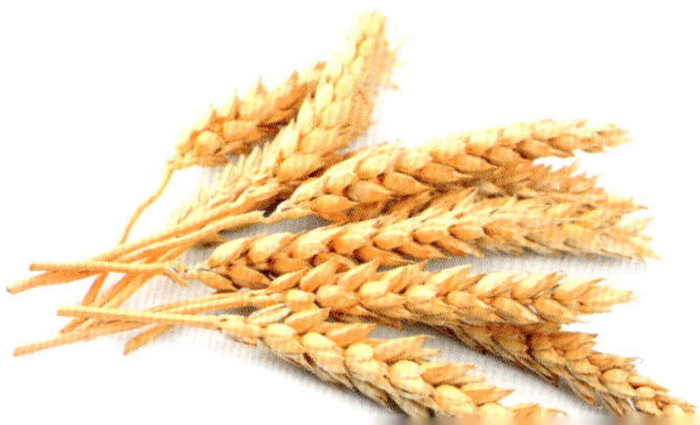

Bewegung:

Verknüpfung mit Wörtern

Das wird trainiert: **Bewegung, Worte finden, Konzentration**

So geht's:

Mit fitten Teilnehmenden kann diese Übung im Stehen durchgeführt werden. Sie eignet sich auch zur Durchführung im Sitzen. Bei der Kombination von Sprache und Bewegung ist die Koordination der Teilnehmer gefragt.

Der Satz „Weizen wiegt sich im Wind" wird immer wieder laut gesprochen, und passend dazu werden die folgenden Bewegungen ausgeführt:

Weizen	→	mit beiden Händen auf die Oberschenkel klatschen
wiegt sich	→	in die Hände klatschen
im Wind	→	die Unterarme umeinander kreisen lassen (fiktives Wollewickeln)

Wenn die Teilnehmer sich den Satz gemerkt haben, wird die Reihenfolge der Wörter geändert:

Wiegt sich Weizen im Wind?

Im Wind wiegt sich Weizen!

Die verschiedenen Sätze werden im Wechsel vorgesprochen. Die Teilnehmer versuchen, immer die richtigen Bewegungen dazu zu machen. Die Schnelligkeit kann gesteigert werden.

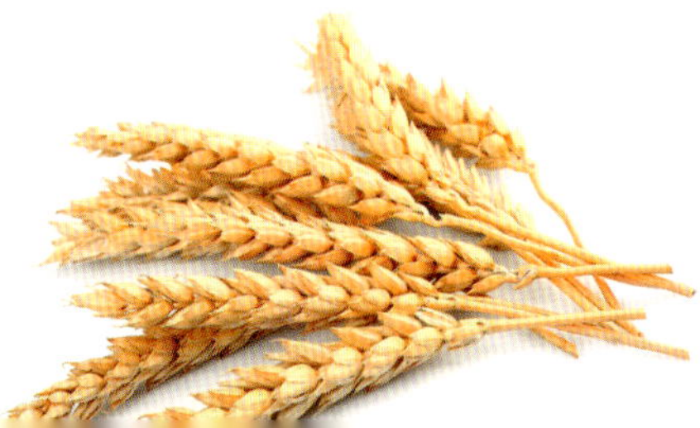

Notizen

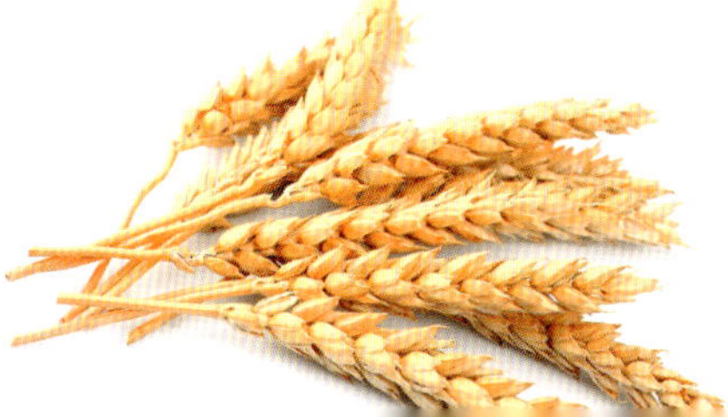

Arbeitsblatt:

Wo steckt Reis drin?

Das wird trainiert:	***Konzentration, Wissen***
Das wird benötigt:	***Kopien des Arbeitsblatts, ein Stift für jeden Teilnehmer***
Das ist vorzubereiten:	***Arbeitsblatt in ausreichender Anzahl kopieren***

So geht's:

Die Übungsleitung verteilt die Arbeitsblätter und die Stifte und bittet die Teilnehmer, die Aufgabe zu lösen. Die Lösungen werden anschließend vorgelesen und gemeinsam besprochen.

In Gruppen mit ungeübten Teilnehmern wird die Lösung der Aufgabe im Plenum besprochen. Die Teilnehmenden können die gemeinsam gefundenen Lösungen aufschreiben, wenn sie möchten.

Lösungen von oben nach unten:

Schüreisen, Greis, Reisepass, Kreisel, Preisschild, Kreis.

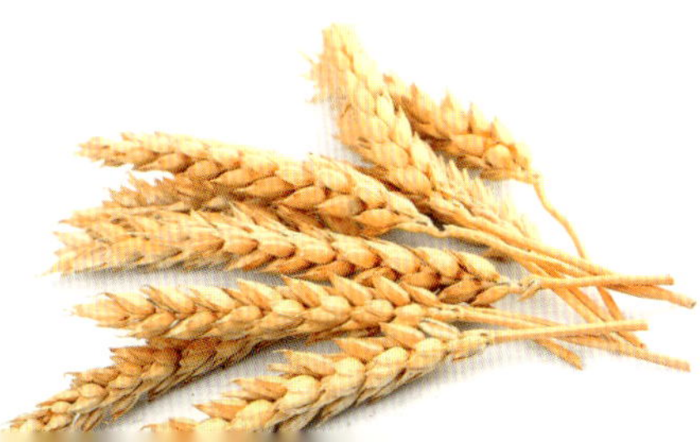

Kopiervorlage

Welche Wörter sind hier gesucht? – TIPP: „REIS“ ist in jedem gesuchten Wort enthalten.

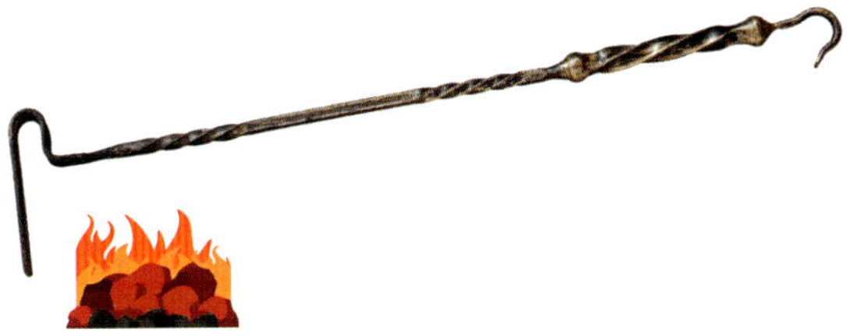	
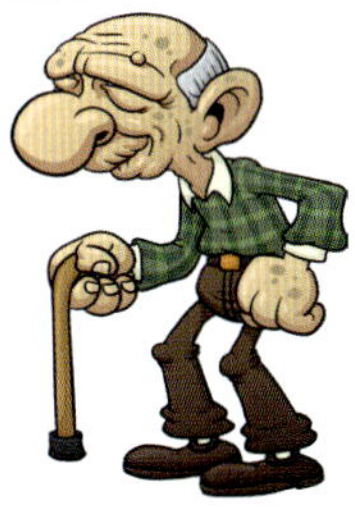	
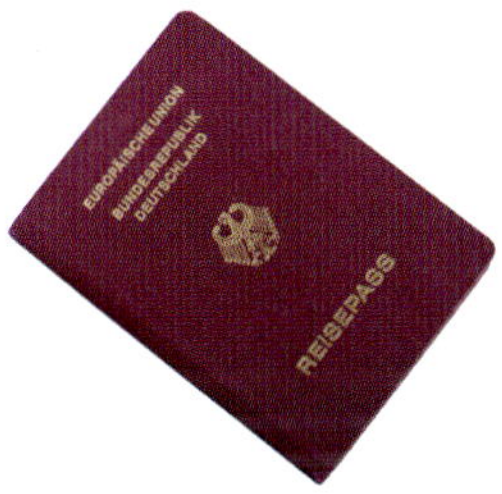	
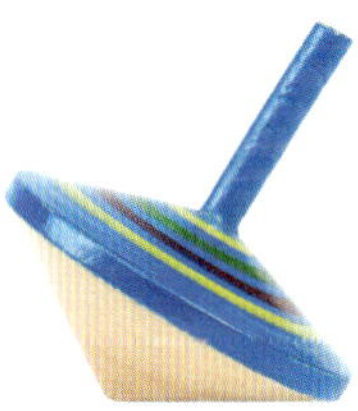	
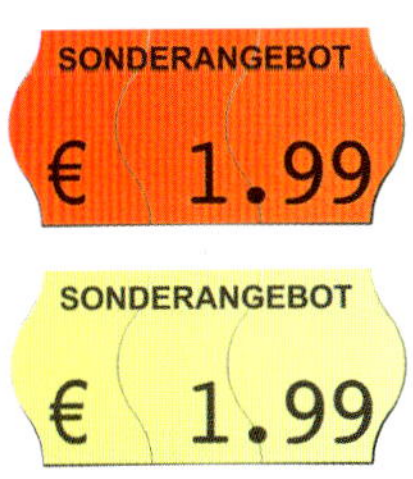	
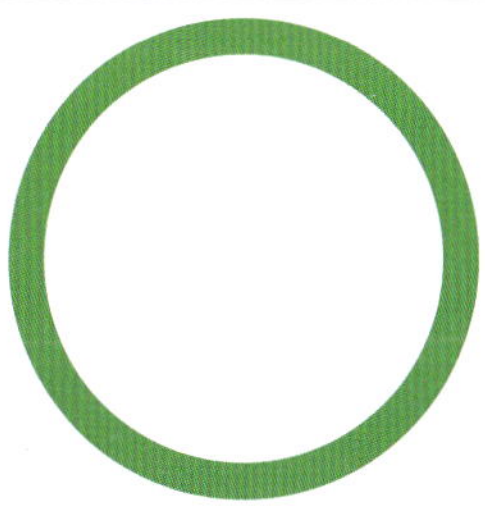	

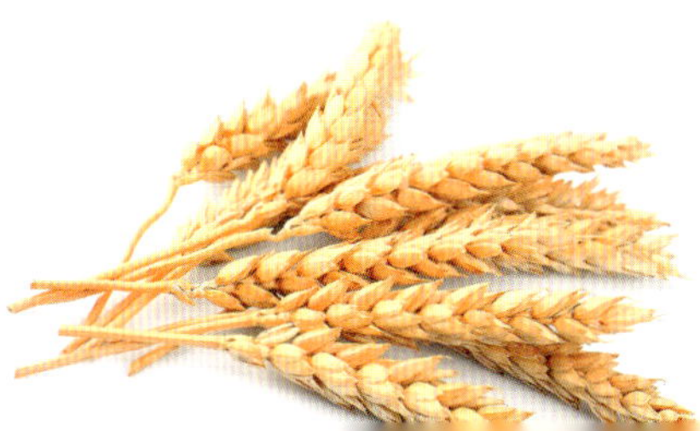

Eigenschaften:
Wie ist das Gebäck?

Das wird trainiert: **Assoziieren, Worte finden, Wissen**

So geht's:

Die Übungsleitung bittet die Teilnehmer, Gebäck oder andere Produkte mit Getreide zu nennen, die die folgenden Eigenschaften haben sollten.

süß

salzig

scharf

klebrig

rund

groß

klein

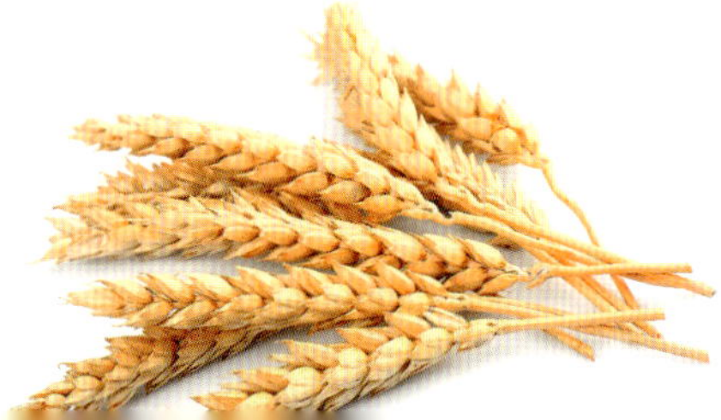

Lösungsbeispiele:

süß:	Apfeltasche, Erdbeerkuchen
salzig:	Salzbrezel, Käsestangen
scharf:	Peperoni-Pizza, Ingwerkekse
klebrig:	Klebreis, Baklava
rund:	Mohnschnecken, Brötchen
groß:	Brotlaib, Torte, Blechkuchen
klein:	Plätzchen, Laugenkonfekt
gefüllt:	Berliner („Pfannkuchen" in Berlin), Windbeutel

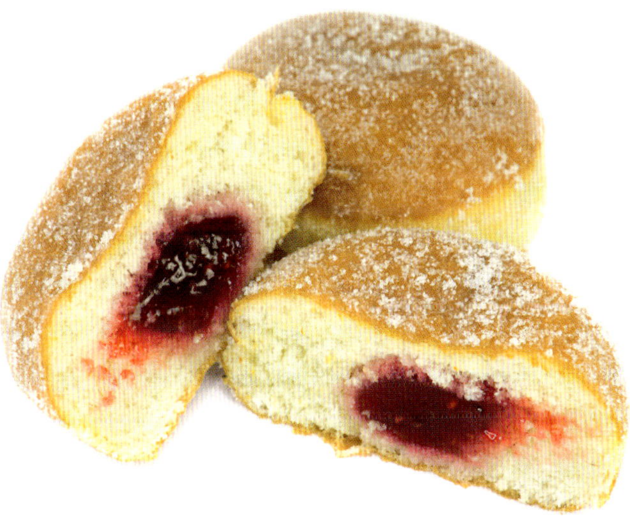

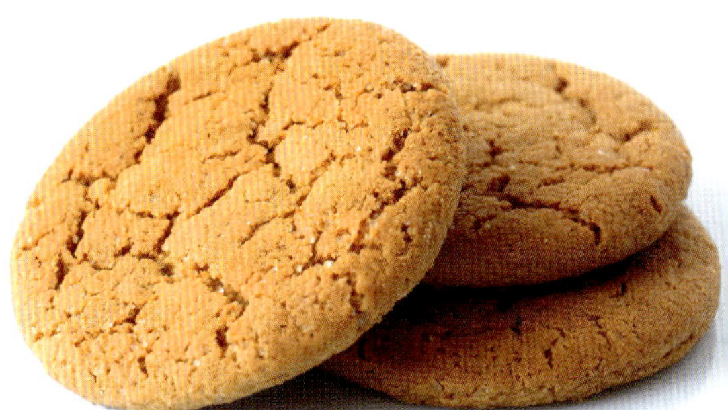

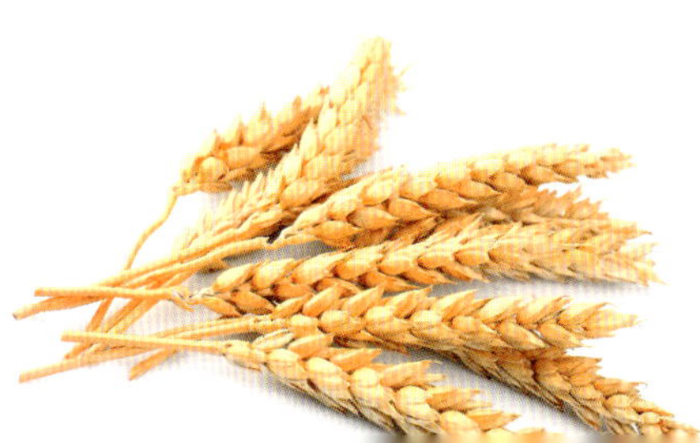

Geschichte:
Getreideernte früher

Das wird trainiert: **Entspannung**

So geht's:

Die Übungsleitung liest die Geschichte langsam vor.

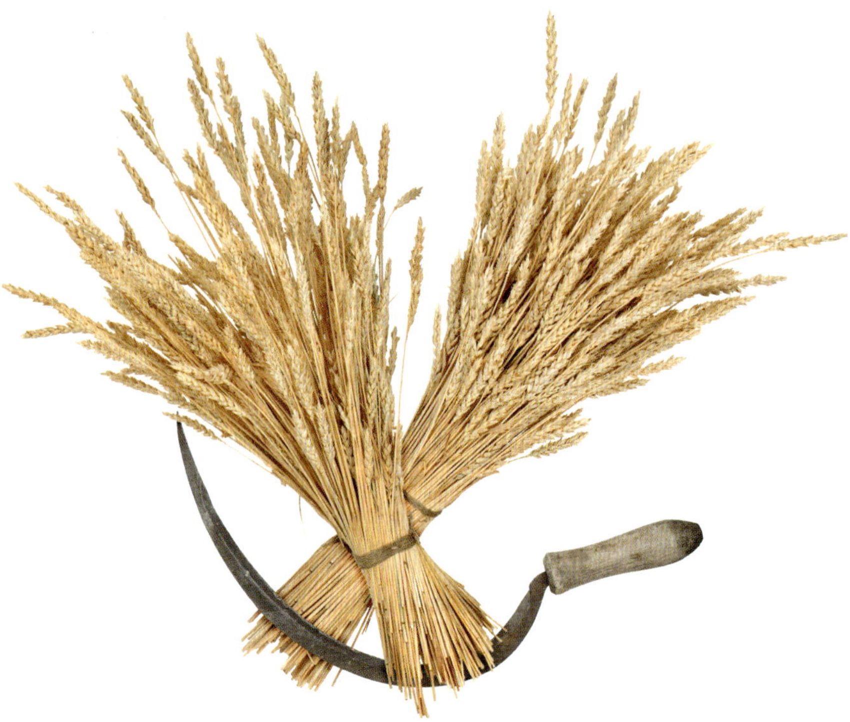

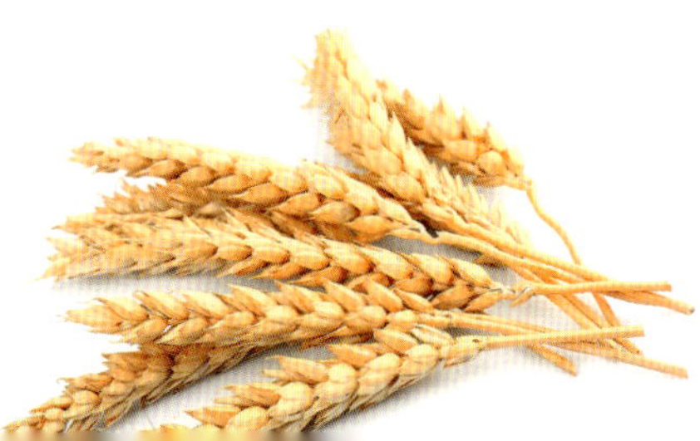

Getreideernte früher

Der Weizen war reif, und das hieß für uns früher: jede Menge Arbeit. Wir hatten keine Maschinen, die uns bei der Ernte halfen. Den Weizen zu ernten war reine Handarbeit. Mit einer Sichel gingen mein Vater und mein Opa aufs Feld. Dort schnitten sie den Weizen mit reiner Muskelkraft und banden ihn zu Garben zusammen. Die Garben wurden dann aufgeschichtet und in Haufen zusammengelegt. Wenn der Weizen geerntet war, kam Fridolin zum Einsatz. Fridolin war ein kräftiges schwarzes Arbeitspferd. Er zog einen großen Wagen. Wir Kinder mussten helfen, den Weizen auf den Wagen zu laden. Mit dem Wagen wurde das Getreide vom Feld in die Scheune transportiert. Dort wurde es ausgebreitet.

Dann kam der Dreschflegel zum Einsatz, und alle, die halfen, kamen ins Schwitzen. Mal abwechselnd, mal gleichzeitig droschen wir auf das Getreide ein. Durch das Dreschen lösten sich die Körner aus dem Getreide. Einige Spelzen, Stroh und Hülsen blieben aber noch an den Körnern hängen. Im Anschluss musste also gesiebt werden. Mit großen Sieben wurden dann endlich die Körner von dem Beiwerk getrennt. Manchmal wurden die Körner auch mit dem Sieb in die Luft geworfen, der Wind trug dann die Spelzen hinfort.

Danach war es endlich geschafft, und die Körner konnten mithilfe von Fridolin zur Mühle gebracht werden. Aus dem Mehl wurde dann Brot und so mancher Kuchen gebacken.

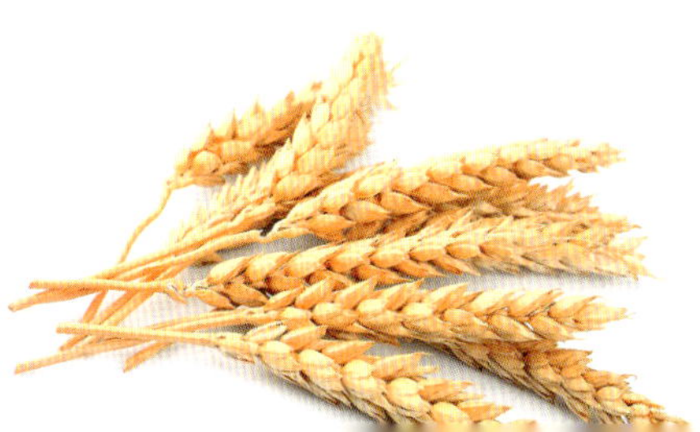

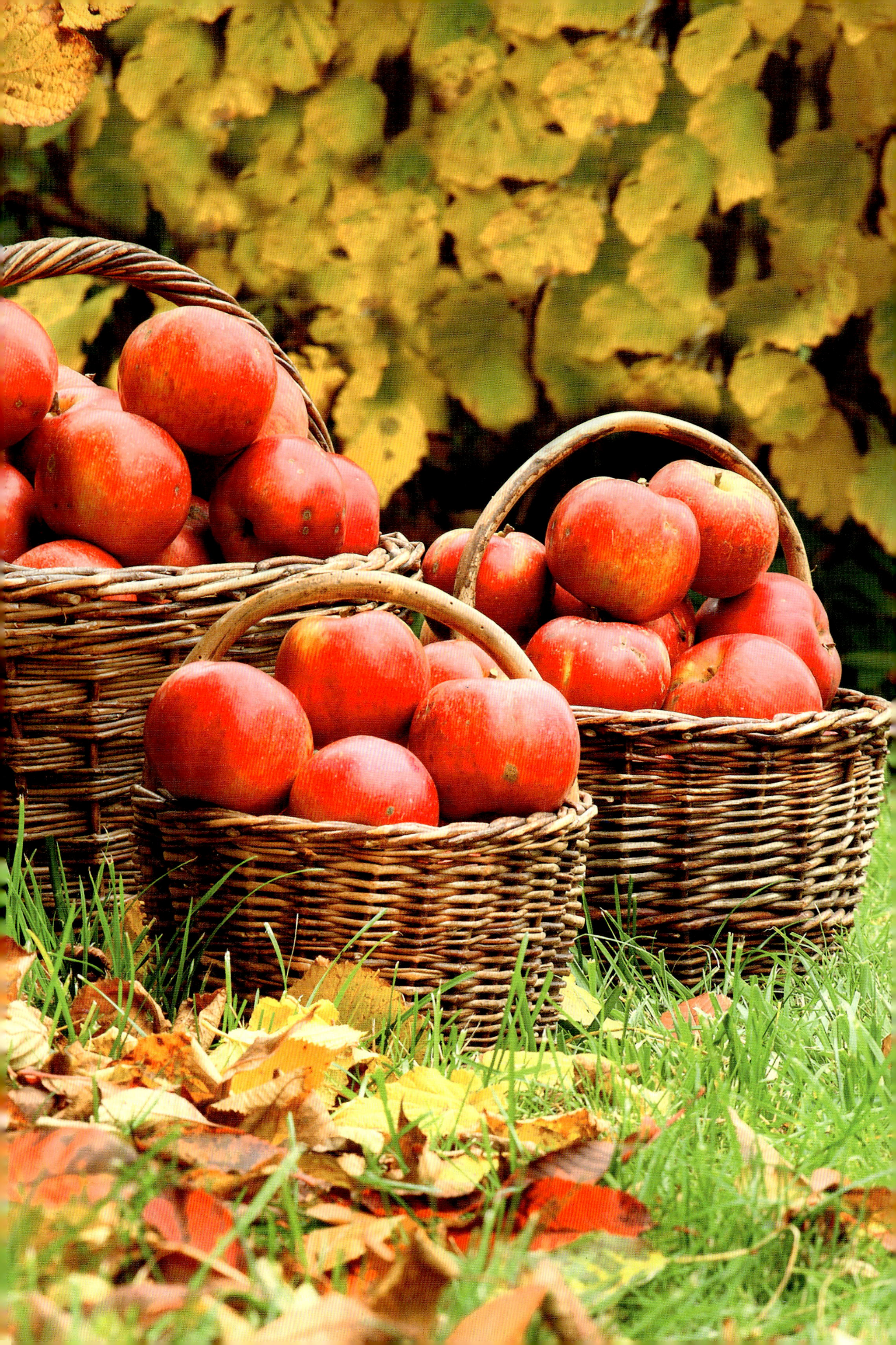

Gemeinsam singen:
„Spannenlanger Hansel, nudeldicke Dirn“

Das wird trainiert:	musikalisches Gedächtnis, Entspannung, Wissen
Das wird benötigt:	auf Wunsch Liedzettel (S. 44)
Das ist vorzubereiten:	ggf. Liedtext in ausreichender Anzahl kopieren

So geht's:

Singen Sie gemeinsam das Lied „Spannenlanger Hansel, nudeldicke Dirn“.

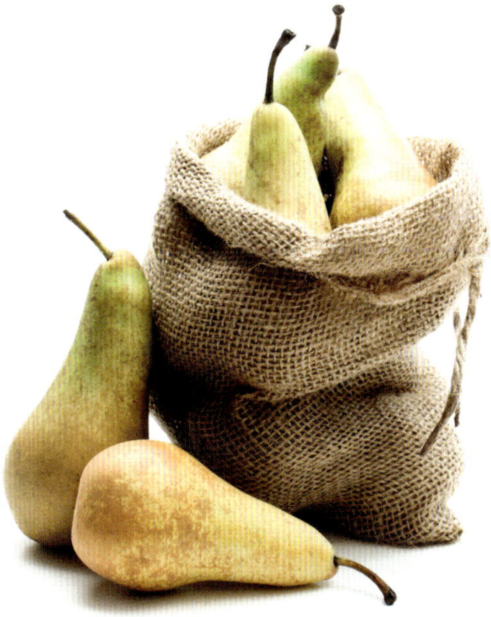

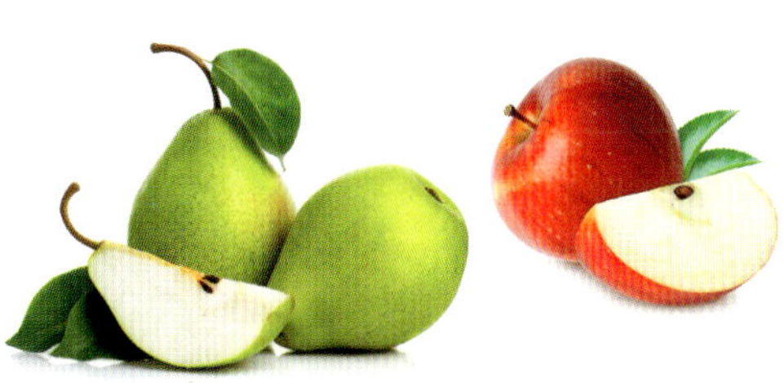

Kopiervorlage

Spannenlanger Hansel, nudeldicke Dirn

Spannenlanger Hansel, nudeldicke Dirn,
gehn wir in den Garten, schütteln wir die Birn'.
Schüttel ich die großen, schüttelst du die klein',
wenn das Säckchen voll ist, gehn wir wieder heim.

„Lauf doch nicht so eilig, spannenlanger Hans!
Ich verlier die Birnen und die Schuh noch ganz."
„Trägst ja nur die kleinen, nudeldicke Dirn,
und ich schlepp den schweren Sack mit den großen Birn'."

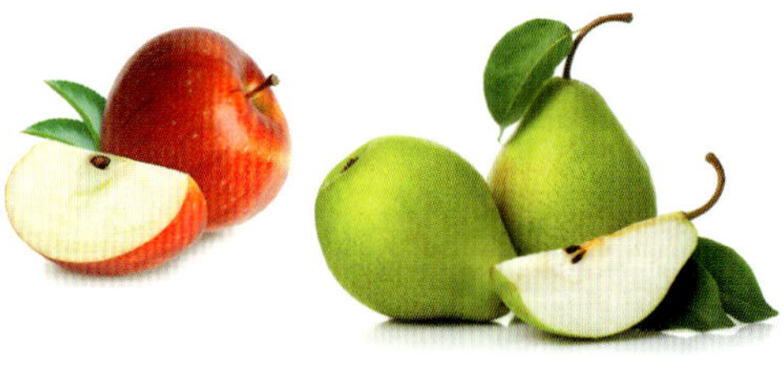

Sammlung:

Aus einem Apfel

Das wird trainiert:	**Assoziieren, Worte finden, Wissen**
Das wird benötigt:	**Flipchart, Tafel oder Zettel; Stift oder Kreide**

So geht's:

Die Übungsleitung sammelt gemeinsam mit den Senioren die Namen verschiedener Gerichte, die man aus Äpfeln herstellen kann. Die Übungsleitung notiert die Gerichte auf Flipchart, Tafel oder Zettel. Wenn die Teilnehmer es wünschen, können die Rezepte im gemeinsamen Gespräch genauer erläutert werden.

Lösungsvorschläge:

Apfelkuchen, Apfelstrudel, Apfelpfannkuchen, Apfeltaschen, Apfelschnecken, Apfel im Schlafrock, Himmel un Ääd, Apfelmus, Bratapfel, Apfel-Rotkraut, Apfelsaft, Apfelringe

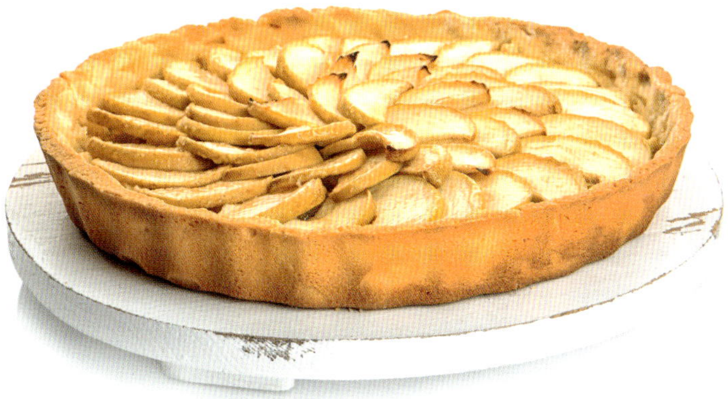

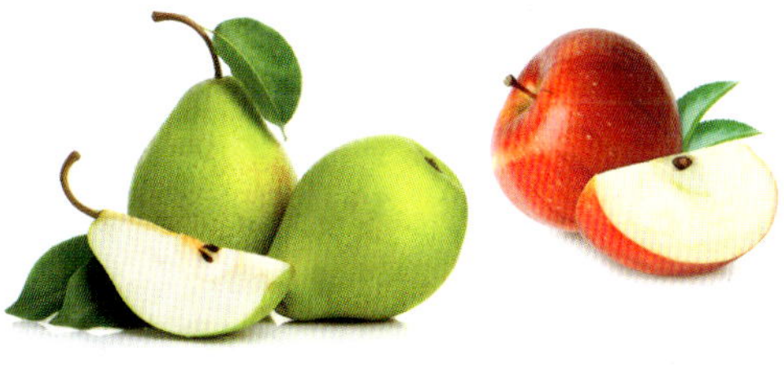

Arbeitsblatt:

Herbstfrüchte erkennen

Das wird trainiert: *Konzentration, Wissen*
Das wird benötigt: *Kopien des Arbeitsblatts, ein Stift für jeden Teilnehmer*
Das ist vorzubereiten: *Arbeitsblatt in ausreichender Anzahl kopieren*

So geht's:

Die Übungsleitung verteilt die Arbeitsblätter und die Stifte und bittet die Teilnehmer, die Aufgabe zu lösen. Die Lösungen werden anschließend gemeinsam besprochen.

In Gruppen mit ungeübten Teilnehmern wird die Lösung gemeinsam im Plenum besprochen. Die Teilnehmenden können die Lösungen aufschreiben, wenn sie möchten.

Lösungen von oben nach unten:

Schlehen, Kornelkirschen, Quitten, Sanddorn, Hagebutte, Holunderbeeren

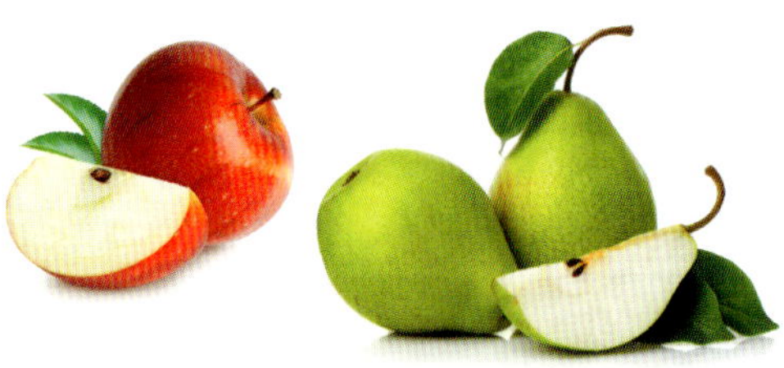

Kopiervorlage

Wie heißen die Früchte? Schreiben Sie es in die freien Kästchen.

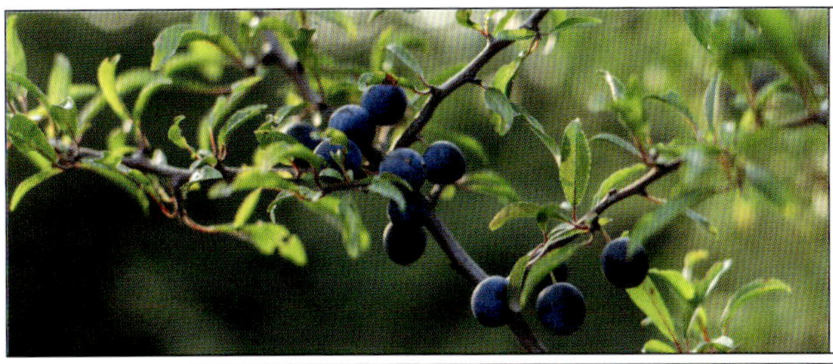

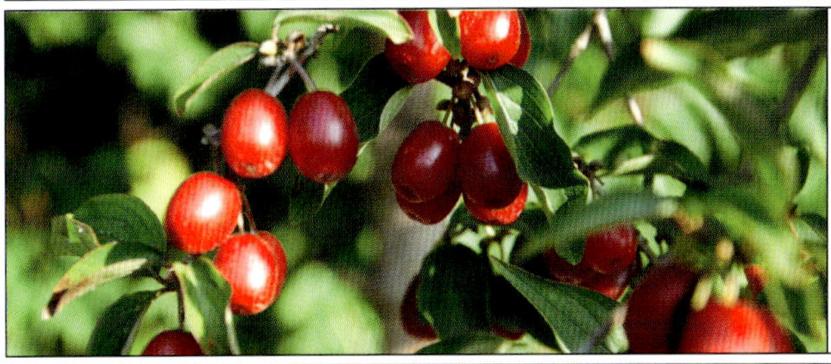

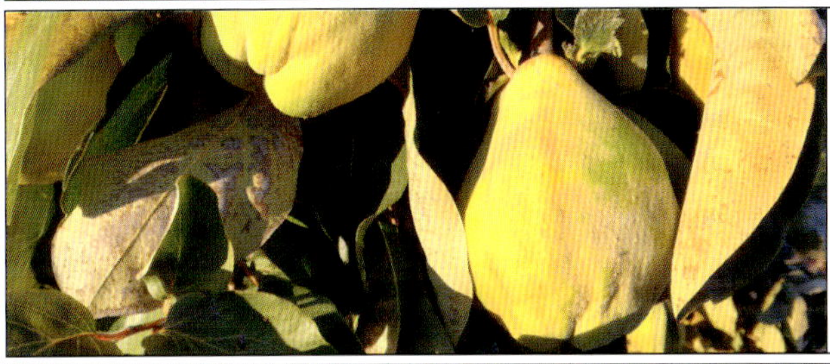

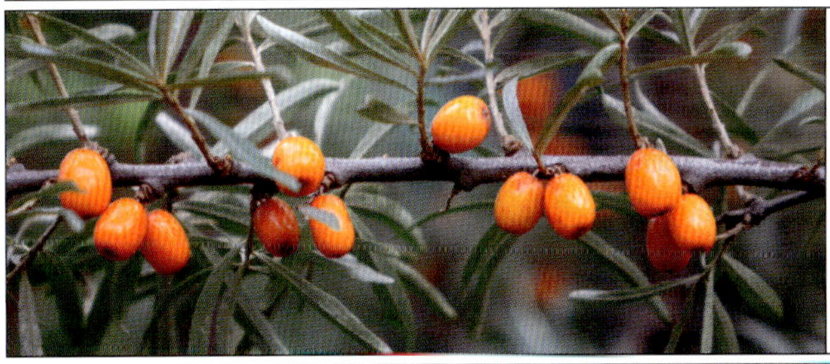

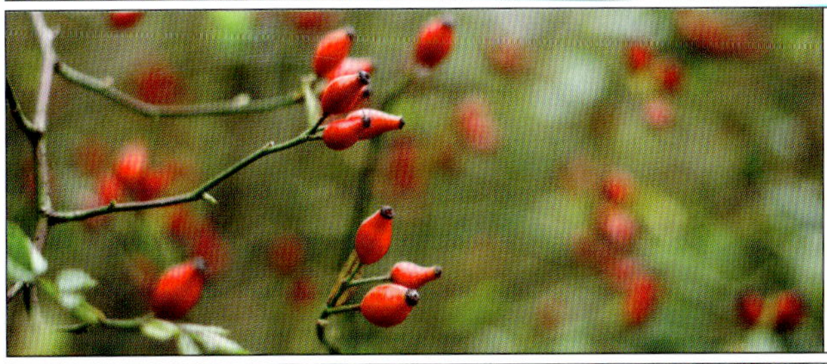

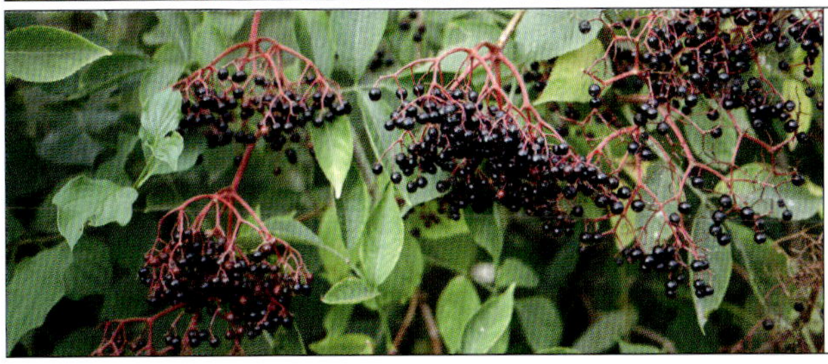

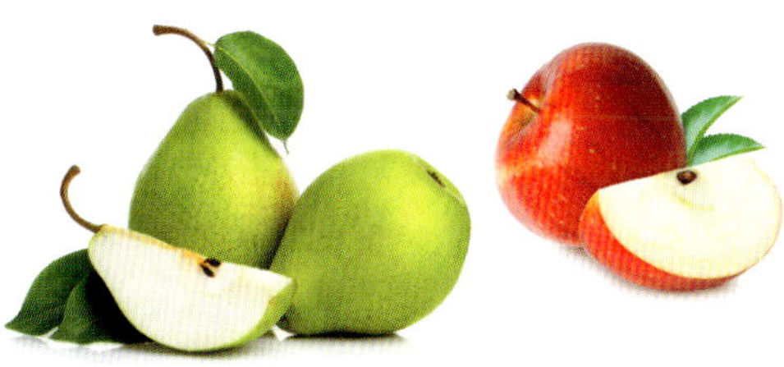

Gegen-SÄTZE bilden

Das wird trainiert: *in Worte fassen, Worte finden, Wissen*

So geht's:

Hier ist jeweils das Gegenteil gefragt. Die Übungsleitung liest den ersten Satz und die dazugehörige Frage vor. Die Teilnehmer nennen die Lösung in einem ganzen Satz.

In Gruppen mit ungeübten Teilnehmern kann die Übungsleitung das genannte Adjektiv noch einmal einzeln aufgreifen und nach dem Gegenteil fragen, etwa: „Die Johannisbeere ist nicht *süß*, sondern: …"

Benötigen die Teilnehmer weitere Hilfestellung, gibt die Übungsleitung zwei alternative Lösungen vor. Beispiel: Ist das Gegenteil von sauer *dick* oder *süß*?

1. Die Birne ist süß. Wie ist die **Johannisbeere**?
2. Die Quitte ist hart. Wie ist die **Brombeere**?
3. Heidelbeeren sind klein. Wie ist der **Kürbis**?
4. Glühwein ist heiß. Wie ist **Himbeereis**?
5. Holunderbeergelee ist dunkel. Wie ist **Weißwein**?
6. Apfelsaft ist flüssig. Wie sind **Apfelringe**?
7. Walnussschalen sind rund. Wie sind **Nussecken**?
8. Fliegenpilze sind giftig. Wie sind **Champignons**?
9. Die Schale von Esskastanien ist stachelig. Wie ist die Schale vom **Kürbis**?
10. Rumtopf ist feucht. Wie ist altes **Nussbrot**?

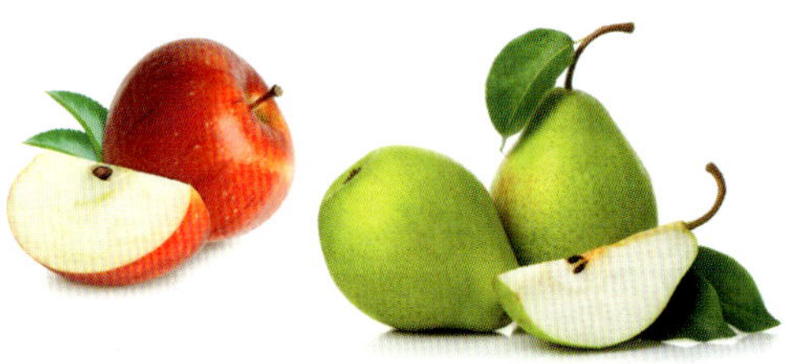

Lösungen:

1. Die Johannisbeere ist **sauer**.
2. Die Brombeere ist **weich**.
3. Der Kürbis ist **groß**.
4. Himbeereis ist **kalt**.
5. Weißwein ist **hell**.
6. Apfelringe sind **fest**.
7. Nussecken sind **eckig**.
8. Champignons sind **ungiftig**.
9. Die Schale vom Kürbis ist **glatt**.
10. Altes Nussbrot ist **trocken**.

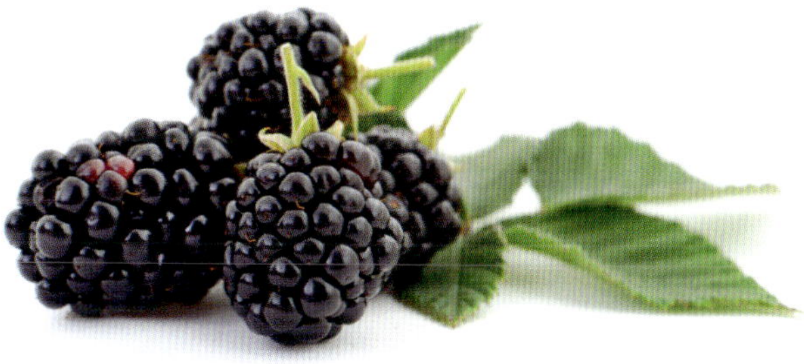

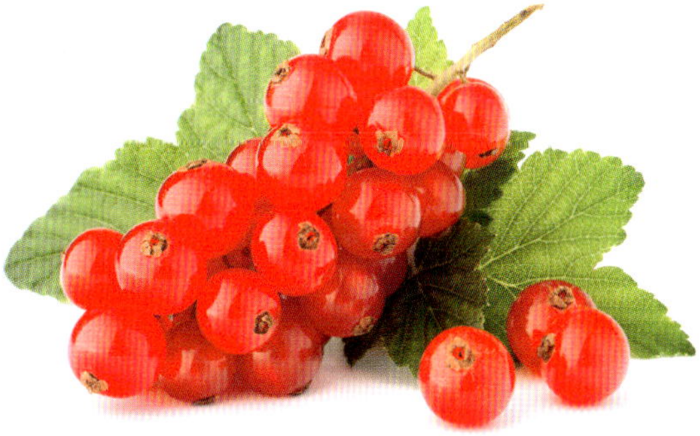

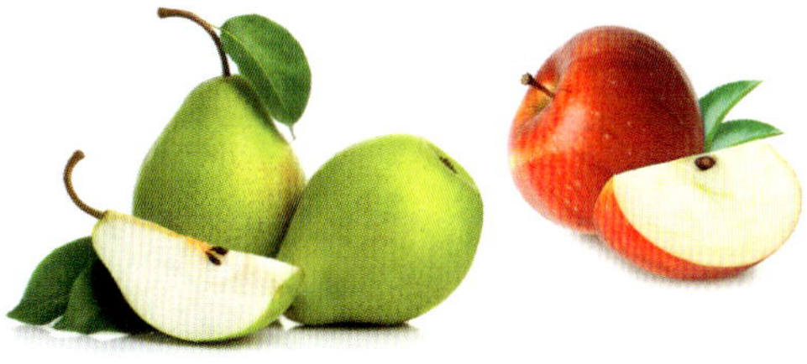

Bewegung:

Den Ablauf nachahmen

Das wird trainiert: **Bewegung, Konzentration**

So geht's:

Vom Baum aufs Butterbrot: Die Teilnehmer nennen die Schritte, die nötig sind, um Pflaumen in Pflaumenmus zu verwandeln und anschließend auf einem Brot zu genießen. Die Senioren nennen reihum jeweils eine Tätigkeit, die ausgeführt werden muss, und alle ahmen die Tätigkeit nach.

Lösungsbeispiel:

Mit einer Leiter auf den Pflaumenbaum klettern.

Pflaumen pflücken (oben, unten, rechts und links) und in einen Korb legen.

Die Leiter hinunterklettern.

Die Pflaumen entkernen.

Die Zutaten für das Pflaumenmus in einen Topf geben.

Den Topf auf den Herd stellen.

Den Herd anstellen.

Das Pflaumenmus umrühren.

Das Pflaumenmus in Gläser füllen.

Die Gläser zuschrauben.

Die Gläser auf den Kopf stellen.

Ein Glas öffnen.

Das Pflaumenmus auf eine Scheibe Brot streichen.

Das Pflaumenmusbrot essen.

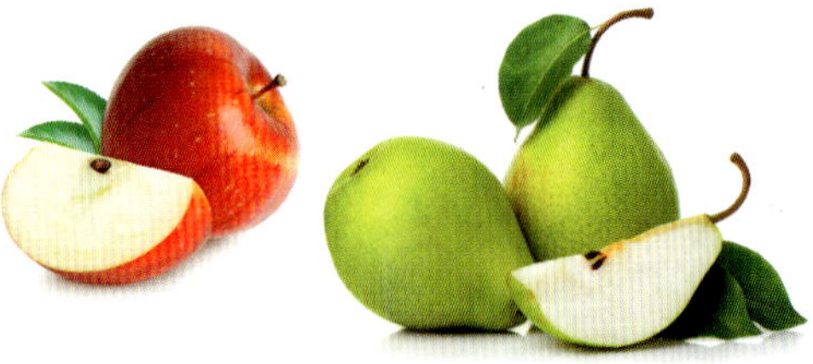

Arbeitsblatt:
Wortgitter

Das wird trainiert:	**Konzentration, Wissen**
Das wird benötigt:	**Kopien von Arbeitsblatt A oder B, ein Stift für jeden Teilnehmer**
Das ist vorzubereiten:	**Arbeitsblatt A oder B in ausreichender Anzahl kopieren**

So geht's:

Mit geübteren Gruppen verwenden Sie die schwierigere Version A des Arbeitsblatts (siehe Seite 52). Die Übungsleitung verteilt die Arbeitsblätter und die Stifte und bittet die Teilnehmer, die Aufgabe zu lösen und die gefundenen Wörter im Wortgitter zu markieren. Die Lösungen werden anschließend vorgelesen und gemeinsam besprochen.

Für Gruppen mit ungeübten Teilnehmern wählen Sie die leichte Version B des Arbeitblatts (siehe Seite 53). Die Aufgabe wird dann im Plenum gelöst. Wer möchte, kann die Wörter anschließend im Wortgitter markieren.

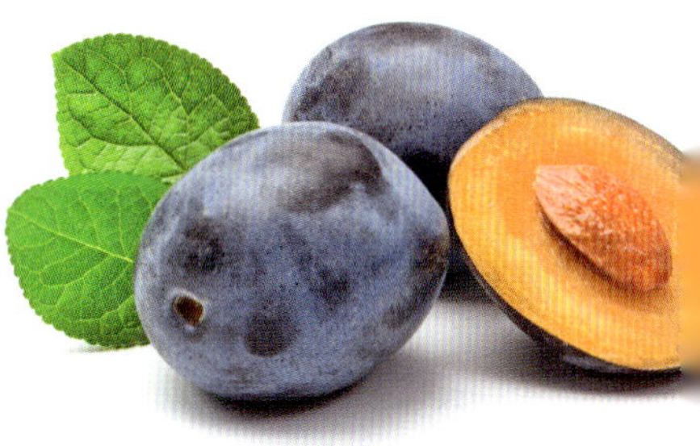

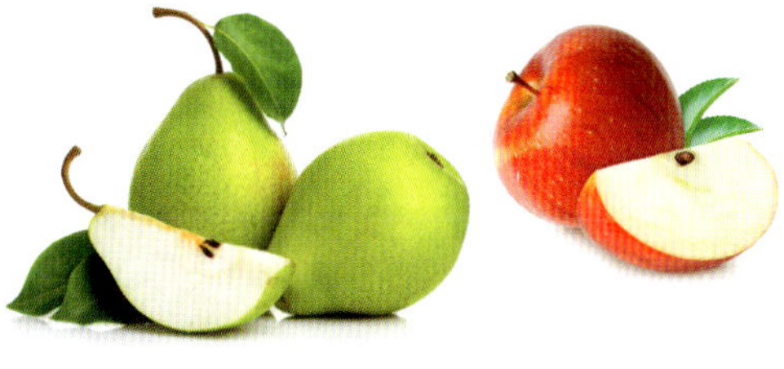

Kopiervorlage

A. Finden Sie die folgenden Wörter in dem Wortgitter:

Apfel • Pflaume • Brombeere • Schlehe • Quitte • Birne

Lesen Sie waagerecht → oder senkrecht ↓.

W	I	U	S	D	G	H	J	K	P
D	S	F	G	Q	U	I	T	T	E
B	C	I	R	B	R	B	E	E	Q
T	H	Z	F	G	H	J	K	L	Ö
Y	L	C	V	B	N	M	W	I	H
U	E	I	A	K	L	A	U	L	T
Z	H	U	P	F	L	A	U	M	E
F	E	G	F	H	J	K	L	B	N
S	C	X	E	Y	N	B	M	Q	U
Z	J	K	L	B	R	I	K	I	R
E	R	D	B	T	Z	R	K	S	K
W	Z	U	I	O	P	N	Ü	Y	X
V	B	S	C	H	L	E	I	O	B
S	F	R	U	I	O	P	K	L	A
B	R	O	M	B	E	E	R	E	W
E	H	G	H	K	J	L	G	M	S
R	J	F	R	U	B	E	E	R	F

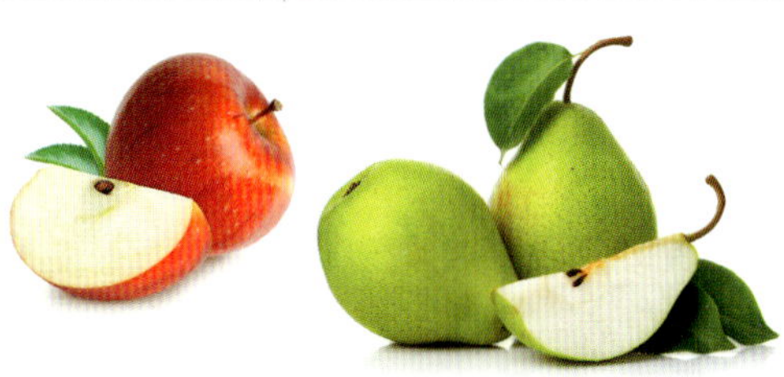

Kopiervorlage

B. Finden Sie die folgenden Wörter in dem Wortgitter:

Birne • Apfel • Ernte • Korb

Lesen Sie waagerecht → oder senkrecht ↓.

B	E	R	T	E	Z
I	V	D	G	R	U
R	C	K	G	N	I
N	A	S	P	T	O
E	A	P	F	E	L
B	K	O	R	B	M

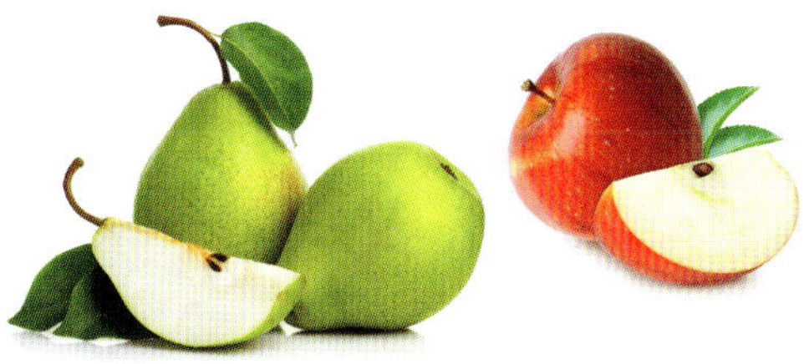

Zuordnen:

„Leckere Pärchen“ finden

Das wird trainiert: *Struktur und Zusammenhang, Wissen, Konzentration*
Das wird benötigt: *Kopien des Arbeitsblatts, ein Stift für jeden Teilnehmer*
Das ist vorzubereiten: *Wortkarten kopieren und ausschneiden, für den mehrfachen Gebrauch evtl. laminieren*

So geht's:

Die Wortkarten mischen und offen auf dem Tisch verteilen. Gesucht werden „leckere“ Pärchen: Die Teilnehmer versuchen, zwei Wortkarten miteinander zu kombinieren, sodass neue Wörter entstehen. Bei den hier vorgestellten Pärchen ist die Lösung variabel. Es darf also gerne diskutiert werden und die Teilnehmer dürfen unterschiedliche Lösungen wählen. Am Ende sollte möglichst jedes Wort Teil eines Pärchens sein.

Lösungsvorschläge:

Pflaumenmus
Birnenkompott
Hagebuttentee
Kürbissuppe
Apfelstrudel
Möhreneintopf
Holundersirup
Aprikosenmarmelade
Marillenknödel

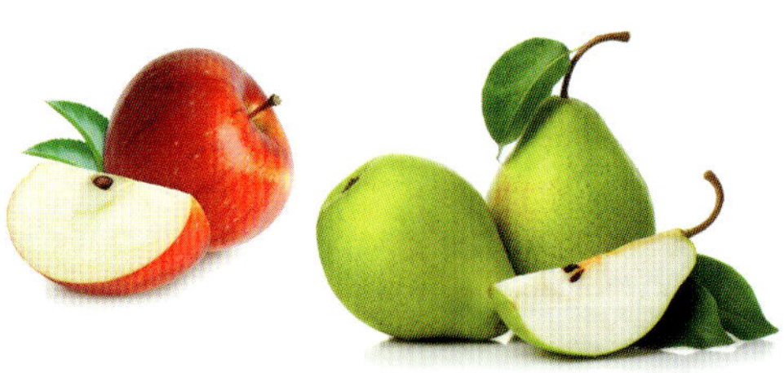

Kopiervorlage

Pflaumen	Mus
Birnen	Kompott
Hagebutten	Tee
Kürbis	Suppe
Apfel	Strudel
Möhren	Eintopf
Holunder	Sirup
Aprikosen	Marmelade
Marillen	Knödel

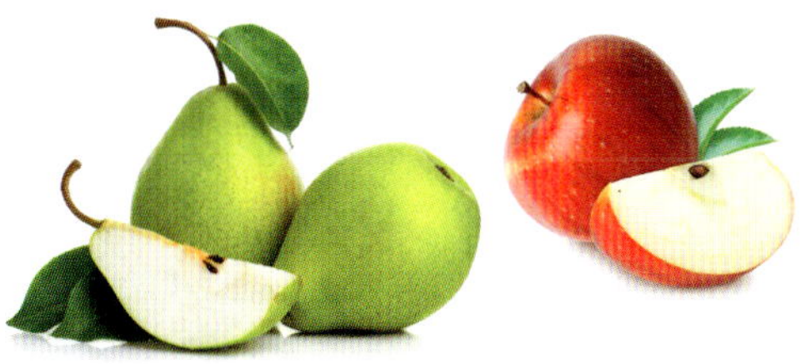

Geschichte:

Die Birnen aus dem fremden Garten

Das wird trainiert: **Entspannung**

So geht's:

Die Übungsleitung liest die Geschichte langsam vor.

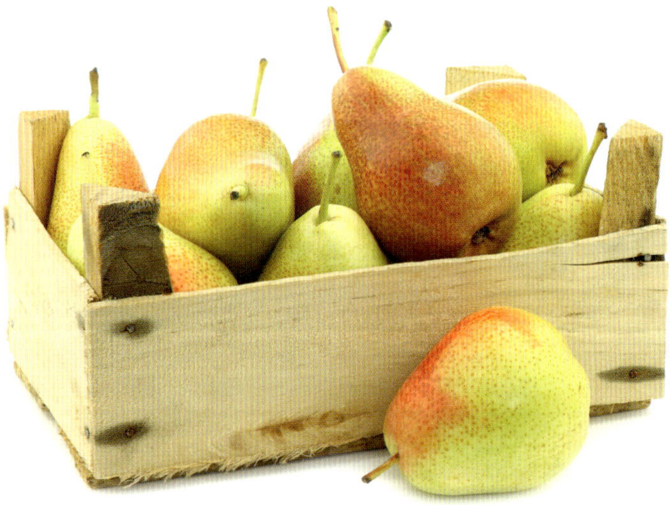

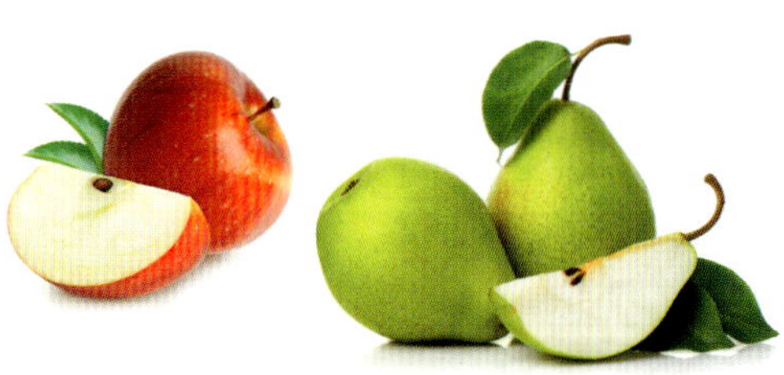

Die Birnen aus dem fremden Garten

Jeden Morgen vor der Schule und jeden Mittag nach der Schule kamen die Brüder Norbert und Jonas am Garten von Herrn Ulrich vorbei. Im Garten von Herrn Ulrich standen viele große und dicke Obstbäume. Im Frühling standen sie in wunderschöner Blüte, und im Herbst reiften saftige Früchte an den Ästen. Nun war es die Jahreszeit, in der die Birnen an den Ästen hingen. Sie sahen so saftig aus! Sie sahen so lecker aus! Norbert und Jonas konnten einfach nicht widerstehen.

Nach der Schule, auf dem Heimweg, stellten sie ihre Schulranzen am Gartenzaun ab und kletterten schnell und geschickt auf die voll hängenden Birnbäume. Sie saßen oben in den Wipfeln, und der Saft der süßen Birnen lief ihnen über das Kinn. Bevor sie herunterkletterten, stopften sie sich noch so viele Birnen wie möglich in ihre Jackentaschen. Wieder auf dem Boden angekommen, wollten sie die Birnen in ihren Schulranzen verstauen.

Doch wo waren die Schulranzen? Sie waren verschwunden. Jonas und Norbert schauten sich ratlos um. Da erblickten sie Herrn Ulrich. Der stand vor seiner Haustür und winkte ihnen zu. „Wie ihr mir, so ich euch!“, rief er zu ihnen herüber. „Wenn ihr eure Schulranzen wiederhaben wollt, müssen eure Eltern kommen und sie holen! Das wird euch noch leidtun, einfach meine Birnen zu stehlen!“

Norbert und Jonas schauten sich schuldbewusst an. Dann gingen sie nach Hause und erzählten ihren Eltern, was passiert war. „Der Herr Ulrich braucht sich gar nicht so aufzuregen. War der denn etwa nie Kind?“, fragte ihre Mutter und rief gleich den Vater auf der Arbeit an.

Der Vater arbeitete bei der Polizei und fuhr sofort mit seinem Kollegen im Streifenwagen bei Herrn Ulrich vorbei. Er teilte Herrn Ulrich mit, dass die Kinder noch nicht strafmündig seien und Mundraub auch eher selten vor Gericht lande – dass das Stehlen von Schulranzen aber durchaus eine Anzeige wert sei. Herr Ulrich wurde sehr schnell sehr kleinlaut. Er rückte die Ranzen heraus und schenkte den beiden Jungen noch einen ganzen Eimer voll saftiger Birnen.

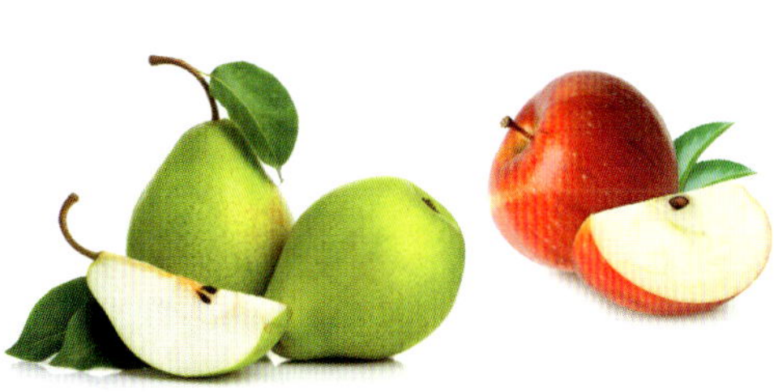

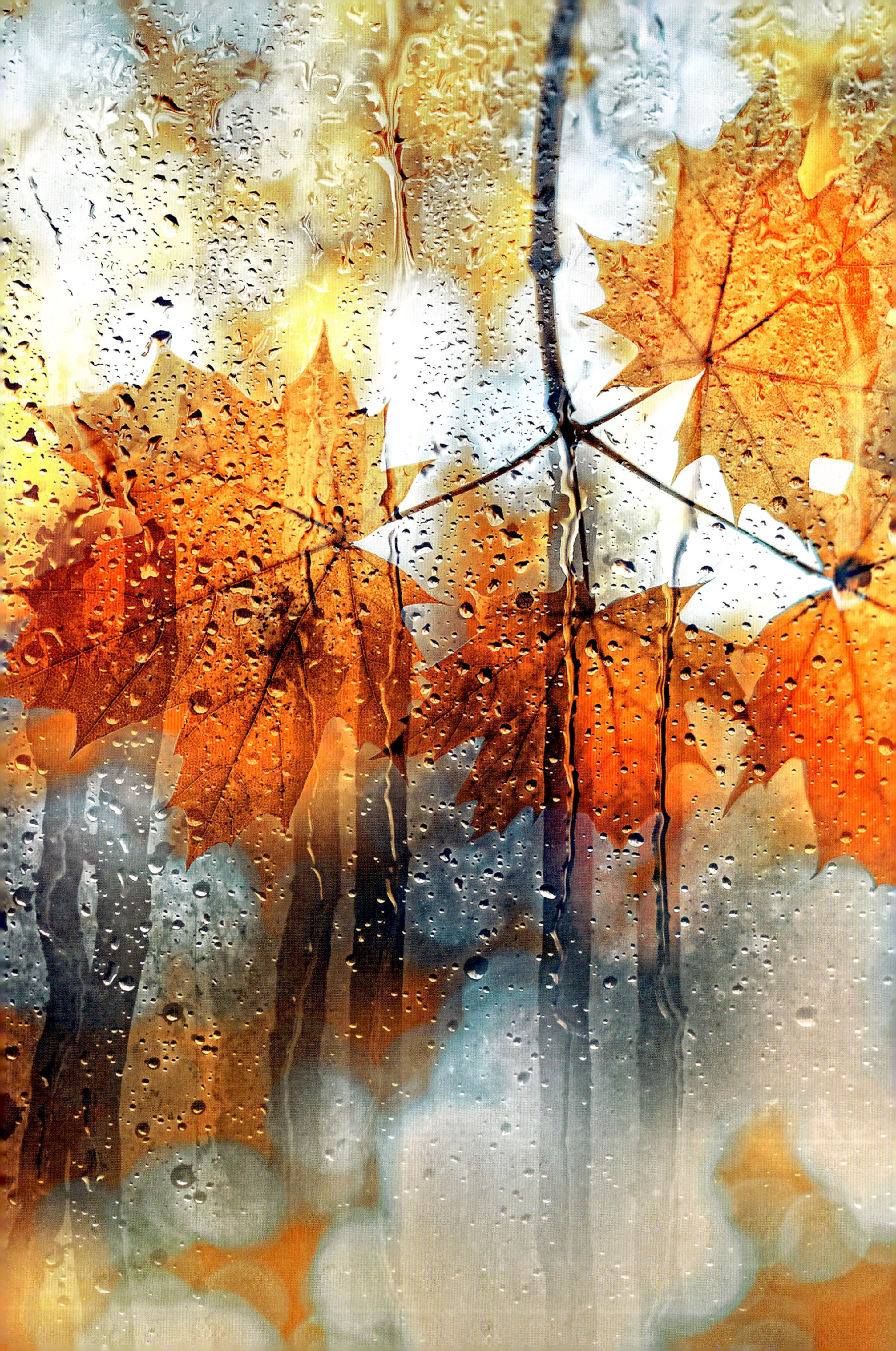

Gemeinsam singen:
„Hejo, spann den Wagen an“

Das wird trainiert: **musikalisches Gedächtnis, Entspannung**

So geht's:

Singen Sie gemeinsam das Lied „Hejo, spann den Wagen an“. Mit geübteren Gruppen können Sie es auch im Kanon versuchen.

Hejo, spann den Wagen an

Hejo, spann den Wagen an,
denn der Wind treibt Regen übers Land.
Hol die gold'nen Garben, hol die gold'nen Garben!

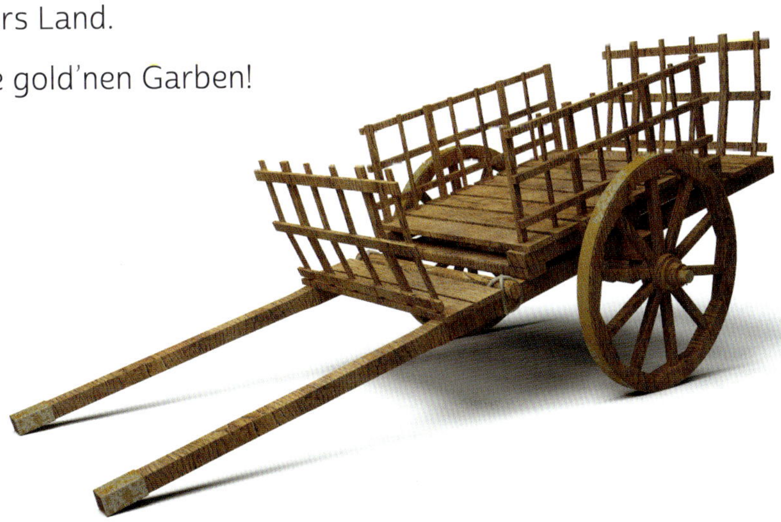

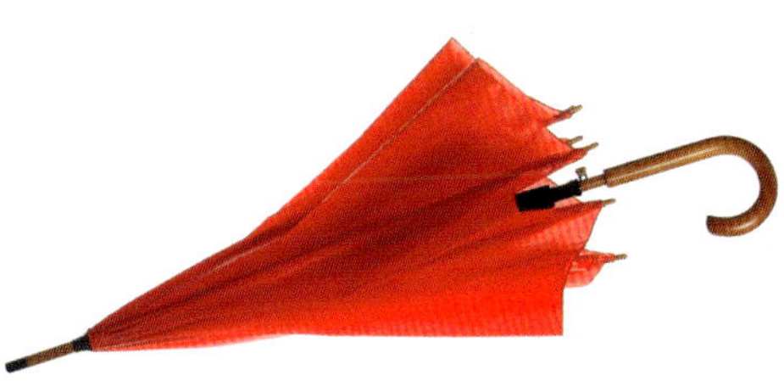

Sammlung:

Freizeit im Herbst

Das wird trainiert: Assoziieren, Worte finden, Wissen
Das wird benötigt: Flipchart, Tafel oder Zettel; Stift oder Kreide

So geht's:

Die Übungsleitung sammelt gemeinsam mit den Senioren Aktivitäten, die sich für Herbsttage mit Sonnenschein und für Herbsttage mit Regenwetter gut eignen.

Lösungsvorschläge:

sonniger Herbsttag	Spaziergang im Wald/Zoo/Park
	Gartenarbeit
	Flohmarktbesuch
	Bootsfahrt
	Ausflug zur Kirmes/in den Wildpark
verregneter Herbsttag	Besuch im Museum/Konzert/Kino
	Bummel durch das Einkaufzentrum
	Kaffeekränzchen
	Cafébesuch
	heimwerken
	Wohnung dekorieren
	handarbeiten
	Bastelnachmittag veranstalten

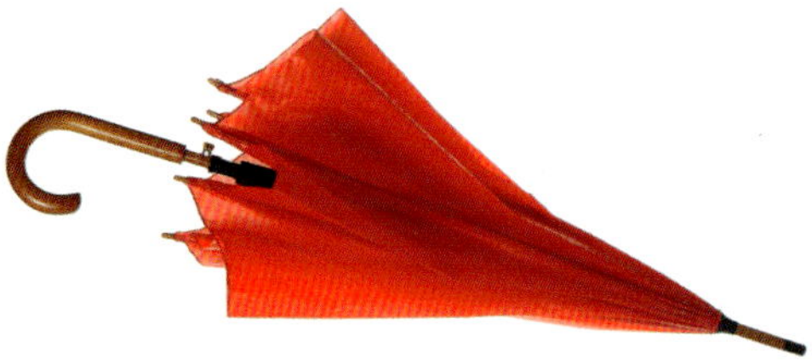

Notizen

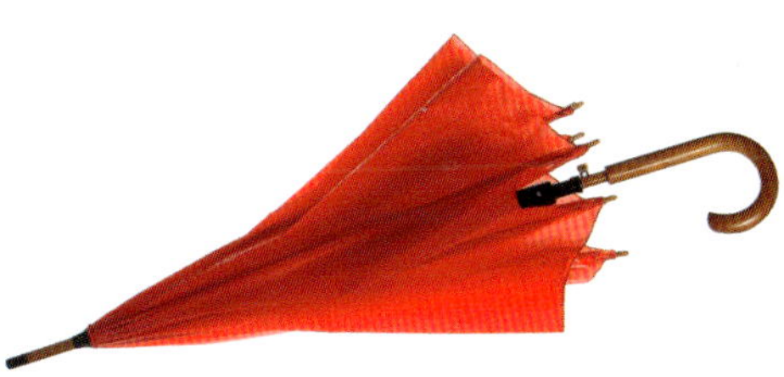

Arbeitsblatt:

Lücken füllen

Das wird trainiert:	**Konzentration, Wortfindung, Struktur und Zusammenhang**
Das wird benötigt:	**Kopien von Arbeitsblatt A oder B, ein Stift für jeden Teilnehmer**
Das ist vorzubereiten:	**Arbeitsblatt A oder B in ausreichender Anzahl kopieren**

So geht's:

Bei Gruppen mit geübteren Teilnehmern verteilt die Übungsleitung Kopien des Arbeitsblatts A von Seite 64 sowie die Stifte und bittet die Teilnehmer, die Aufgabe zu lösen. Die Lösungen werden anschließend vorgelesen und gemeinsam besprochen.

Für Gruppen mit ungeübten Teilnehmern nutzen Sie die leichte Version B des Arbeitblatts (siehe Seite 65). Lesen Sie die Aufgabe vor und besprechen Sie die Lösung im Plenum.

Lösung A:

Im Herbst fallen die Blätter nacheinander von den Bäumen und landen auf dem Waldboden. Auf dem Waldboden wirbelt der Wind das Laub durcheinander. Das stürmische und manchmal ungemütliche Wetter im Herbst lässt die Menschen zueinander finden. Wenn Menschen aufeinander zugehen, können sie gemeinsam Neues entdecken. Voneinander zu lernen und miteinander Zeit zu verbringen ist viel schöner, als gegeneinander zu arbeiten. Menschen, die beieinander sind, können zusammen einen schönen Herbst verbringen.

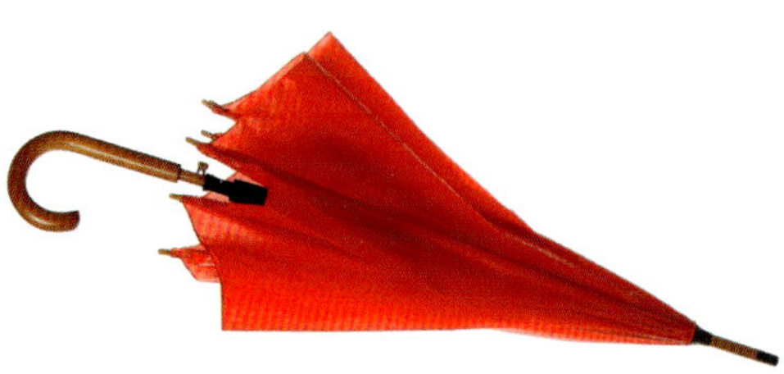

Lösung B:

Im Herbst fallen die Blätter nacheinander von den Bäumen und landen auf dem Waldboden. Auf dem Waldboden wirbelt der Wind das Laub durcheinander. Das stürmische und manchmal ungemütliche Wetter im Herbst lässt die Menschen zueinander finden.

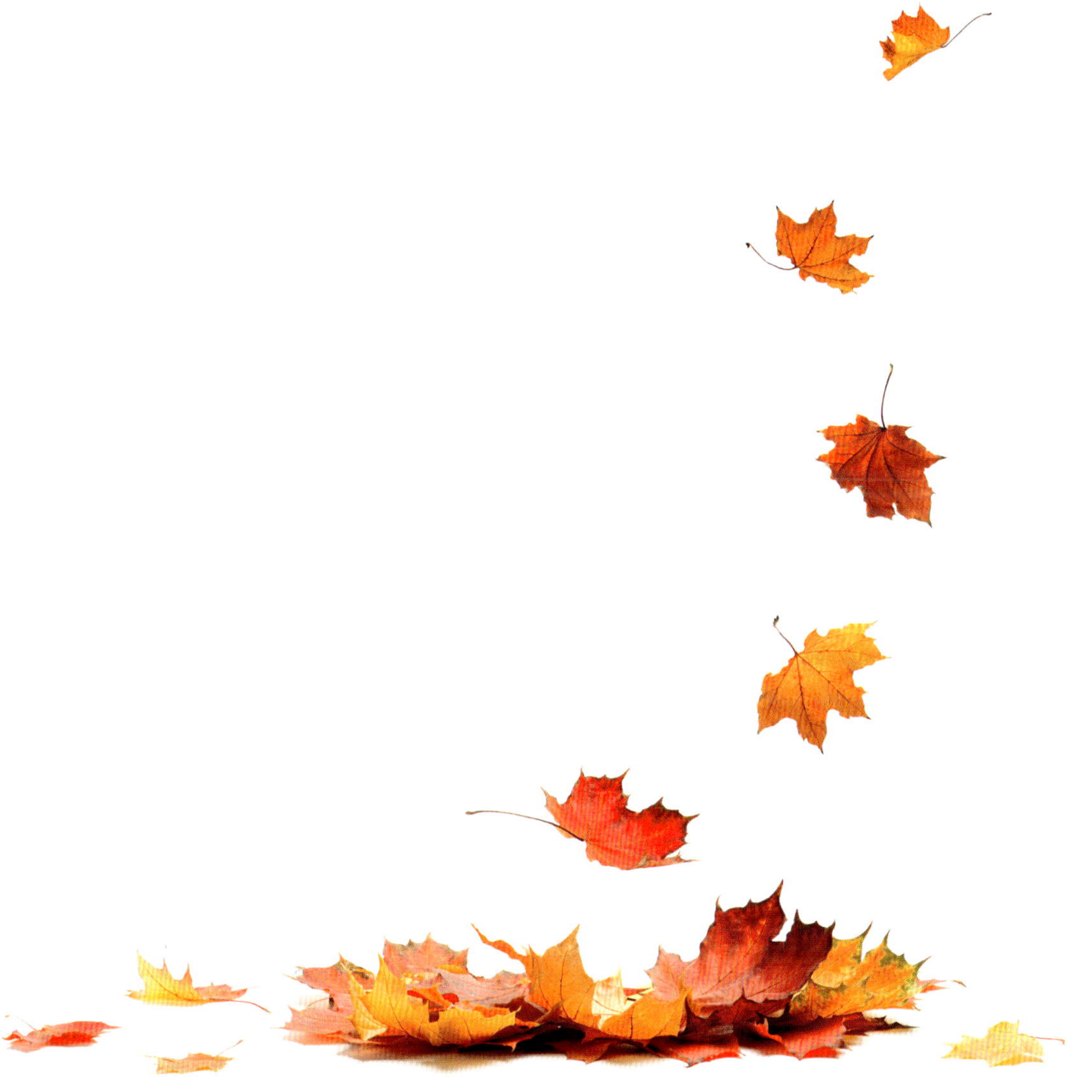

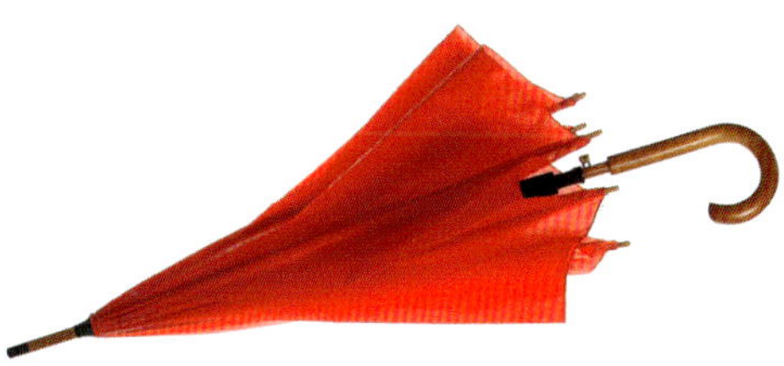

Kopiervorlage

A. Setzen Sie die folgenden Wörter passend in die Sätze ein:

miteinander • aufeinander • durcheinander • beieinander • zueinander • nacheinander • voneinander • gegeneinander

Im Herbst fallen die Blätter ______________________ von den Bäumen und landen auf dem Waldboden. Auf dem Waldboden wirbelt der Wind das Laub ______________________. Das stürmische und manchmal ungemütliche Wetter im Herbst lässt die Menschen ______________________ finden. Wenn Menschen ______________________ zugehen, können sie gemeinsam Neues entdecken. ______________________ zu lernen und ______________________ Zeit zu verbringen ist viel schöner, als ______________________ zu arbeiten. Menschen, die ______________________ sind, können zusammen einen schönen Herbst verbringen.

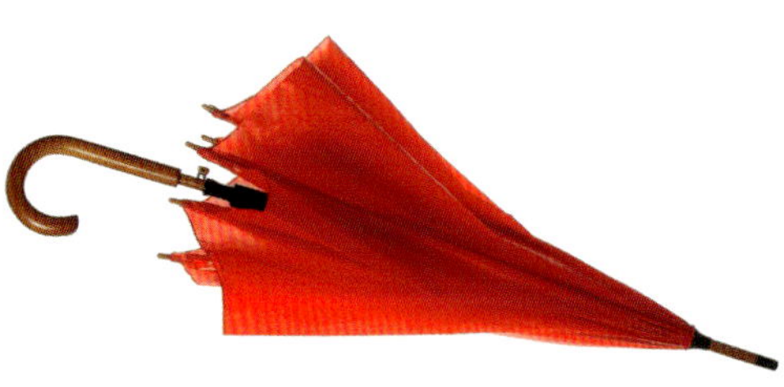

Kopiervorlage

B. Setzen Sie die folgenden Wörter passend in die Sätze ein:

durcheinander • zueinander • nacheinander

Im Herbst fallen die Blätter ______________________________

von den Bäumen und landen auf dem Waldboden.

Auf dem Waldboden wirbelt der Wind das Laub

______________________________. Das stürmische und

manchmal ungemütliche Wetter im Herbst lässt die

Menschen ______________________________ finden.

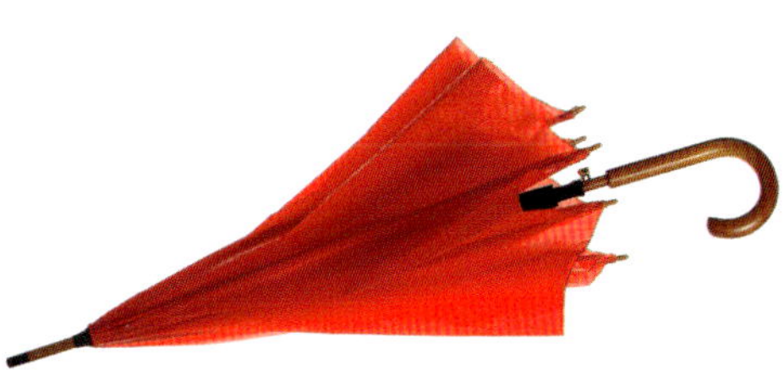

Überschriften finden:
Herbstvergnügen

Das wird trainiert:	*Fantasie, assoziieren, in Worte fassen*
Das wird benötigt:	*Bildkarten und für weniger fitte Gruppen zusätzlich Flip-Chart, Tafel oder Zettel*
Das ist vorzubereiten:	*Bildkarten kopieren und ausschneiden, für den mehrfachen Gebrauch evtl. laminieren*

So geht's:

Die Übungsleitung schreibt die untenstehenden Überschriften auf Flip-Chart, Tafel oder Zettel. Anschließend ziehen die Teilnehmer jeweils ein Bild und entscheiden gemeinsam, welche Überschrift am besten zu dem Bild passt.

Überschriften:

Start in den Herbsttag

Wie weggeblasen

Familienspaß im Regen

Wandertag

Bank im Herbst

Herbstkuss

Variante für geübte Teilnehmer: Die Übungsleitung schreibt keine Überschriften auf. Die Teilnehmer ziehen jeweils eine Bildkarte und denken sich selbstständig eine passende Überschrift aus.

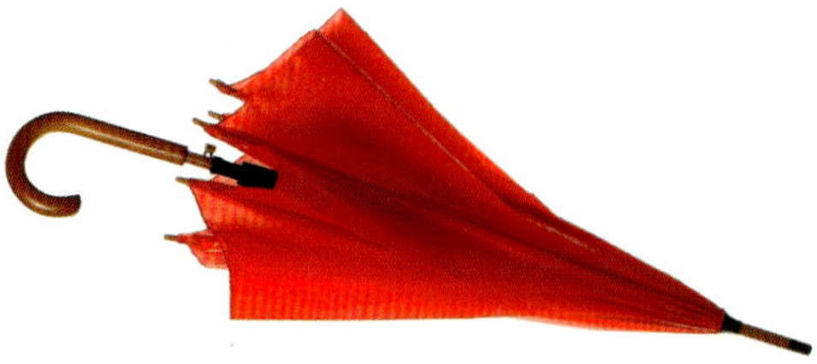

Kopiervorlage

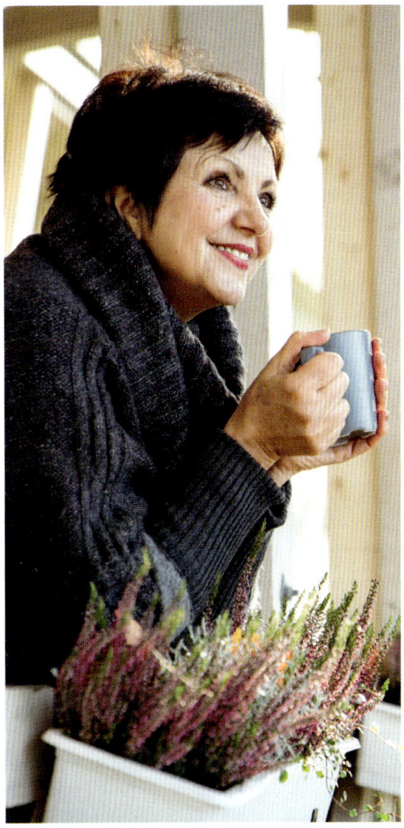
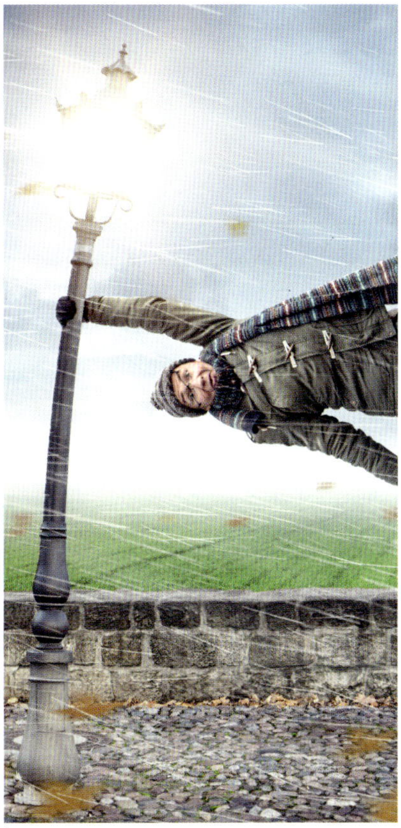
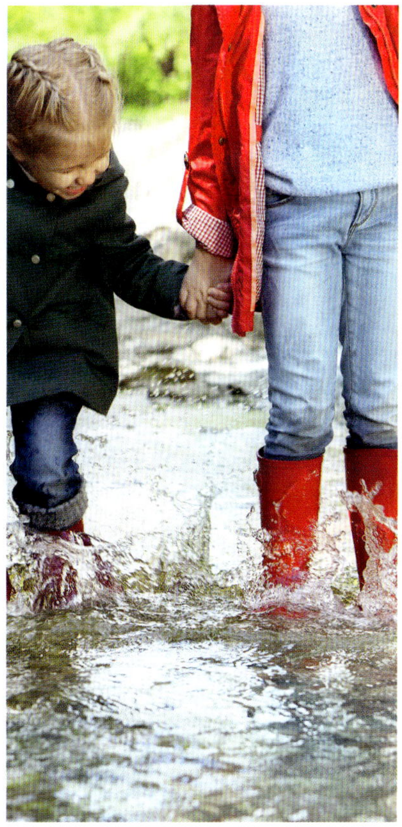
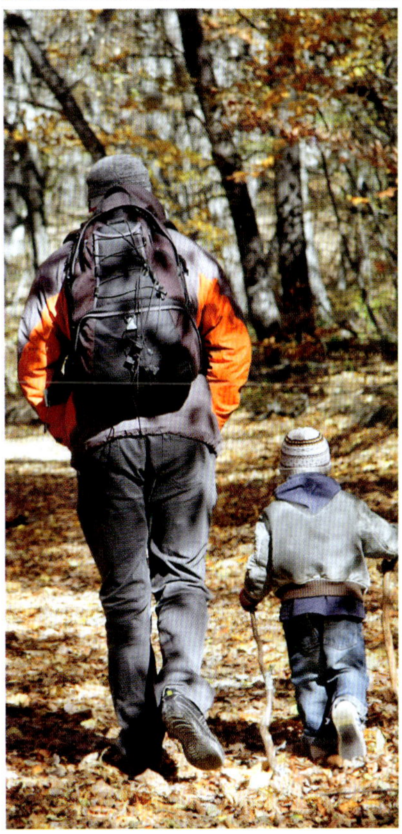
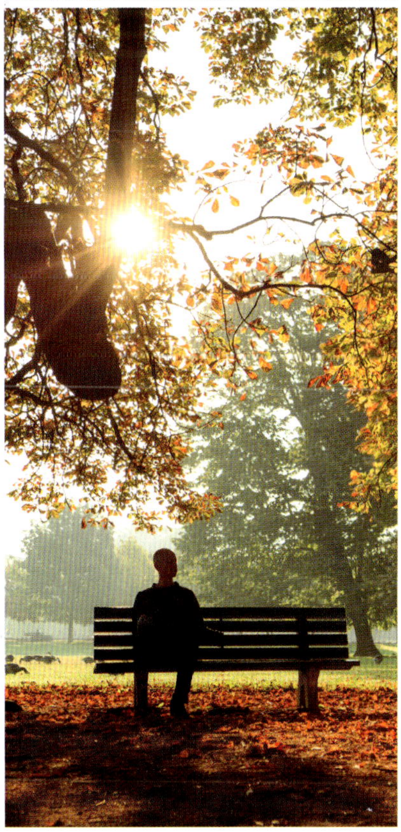
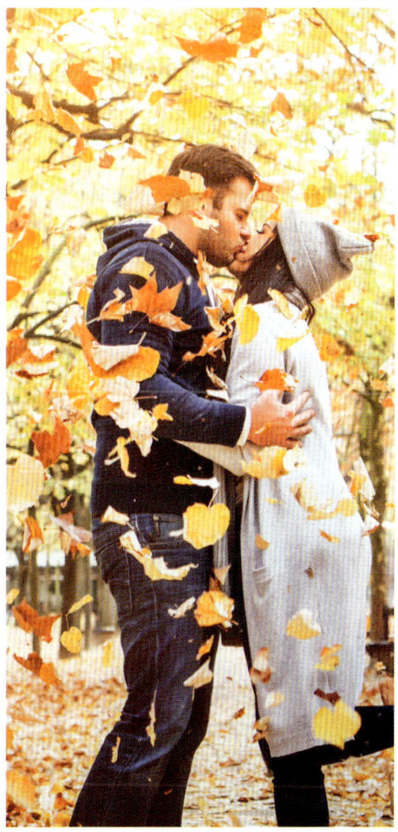

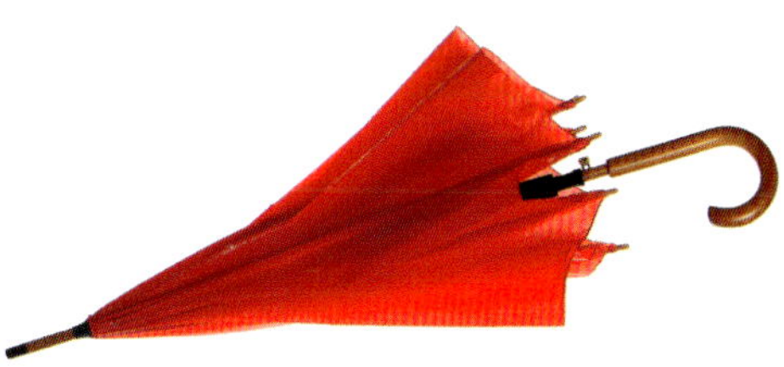

Bewegung:

Wetterschlange

Das wird trainiert: **Bewegung, Konzentration**

So geht's:

Die Übungsleitung stellt zunächst jeweils eine Bewegung für unterschiedliche „Wetterwörter“ vor.

Regen: mit den Fingerspitzen Regentropfen in der Luft imitieren

Donner: mit den Füßen auf den Boden stampfen

Blitz: in die Hände klatschen

Nebel: mit den Händen einen fiktiven Vorhang vor den Augen öffnen

Sonne: einen Kreis in die Luft zeichnen (wahlweise mit einer Hand oder mit beiden Händen)

Gespielt wird reihum. Der erste Teilnehmer darf sich ein Wetterwort aussuchen. Die Gruppe macht dazu gemeinsam die passende Bewegung.

Dann ist der zweite Teilnehmer an der Reihe und nennt ebenfalls ein Wetterwort. Die Gruppe wiederholt die erste Bewegung und hängt dann die Bewegung zu dem neuen Wort an.

So geht es weiter, bis alle Teilnehmer an der Reihe waren. Ähnlich wie bei dem Spiel „Kofferpacken“ bildet sich dabei eine „Wetterschlange“.

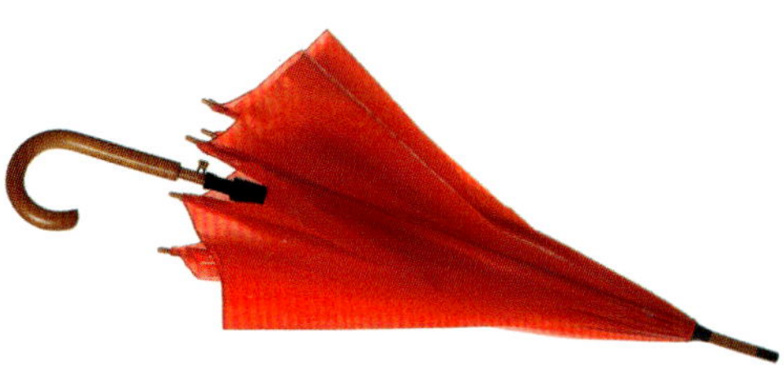

Beispiel:

Der erste Teilnehmer wählt **„Sonne“**. Die Gruppe macht die Sonnenbewegung.

Der zweite Teilnehmer wählt **„Regen“**. Die Gruppe wiederholt die Sonnenbewegung und macht anschließend die Regenbewegung.

Der dritte Teilnehmer wählt **„Blitz“**. Die Gruppe wiederholt die Sonnenbewegung und die Regenbewegung und macht anschließend die Blitzbewegung.

In geübten Gruppen können die Teilnehmer sich auch selbst passende Bewegungen für jede Wetterlage ausdenken.

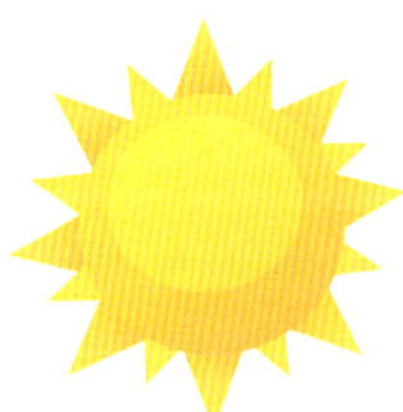

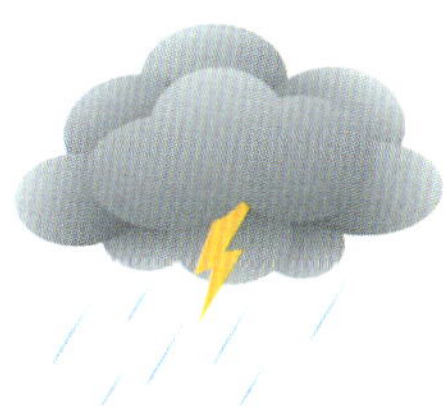

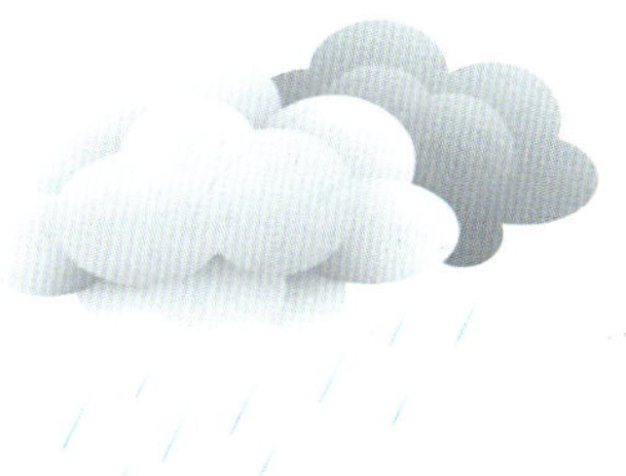

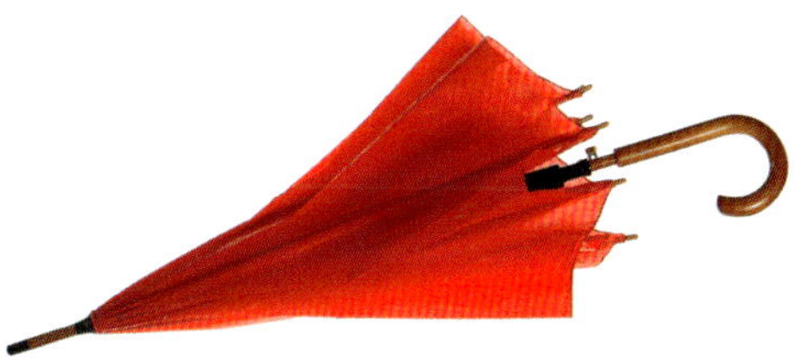

Arbeitsblatt:

Wortkette

Das wird trainiert: Konzentration, Struktur und Zusammenhang

Das wird benötigt: Kopien von Arbeitsblatt A oder B, ein Stift für jeden Teilnehmer

Das ist vorzubereiten: Arbeitsblatt A oder B in ausreichender Anzahl kopieren

So geht's:

Die Übungsleitung verteilt die Kopien von Arbeitsblatt A für geübtere Teilnehmer sowie die Stifte und bittet die Teilnehmer, die Aufgabe zu lösen. Die Lösung wird anschließend gemeinsam besprochen.

Für Gruppen mit ungeübten Teilnehmern eignet sich die leichte Version B des Arbeitblatts. Die Lösung wird im Plenum gesucht.

Lösung:

A. achtmal

B. zweimal

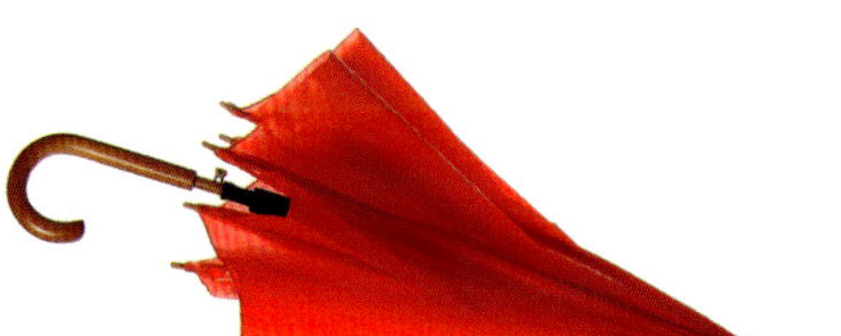

Kopiervorlage

A. Manchmal ist Regen ein Segen!

Finden Sie das Wort **„SEGEN"**. Markieren Sie es.

Wie oft kommt es vor?

REGENREGENREGENREGENREGENRE
GENREGENREGENREGENSEGENREGENRE
GENREGENREGENREGENREGENREGENRE
GENREGENREGENREGENREGENREGENRE
GENREGENSEGENREGENREGENREGENRE
GENREGENREGENREGENREGENREGENRE
GENREGENREGENREGENREGENREGENSE
GENREGENREGENREGENREGENREGENRE
GENREGENREGENREGENREGENREGENRE
GENREGENREGENREGENREGENREGENRE
GENREGENREGENREGENREGENREGENSE
GENREGENREGENREGENREGENREGENRE
GENREGENREGENREGENSEGENREGENRE
GENREGENREGENREGENREGENREGENRE
GENREGENREGENREGENREGENREGENRE
GENREGENREGENREGENREGENSEGENRE
GENREGENREGENREGENREGENREGEN
REGENREGENREGENREGENSEGENREGEN
REGENSEGENREGENREGENREGENREGEN

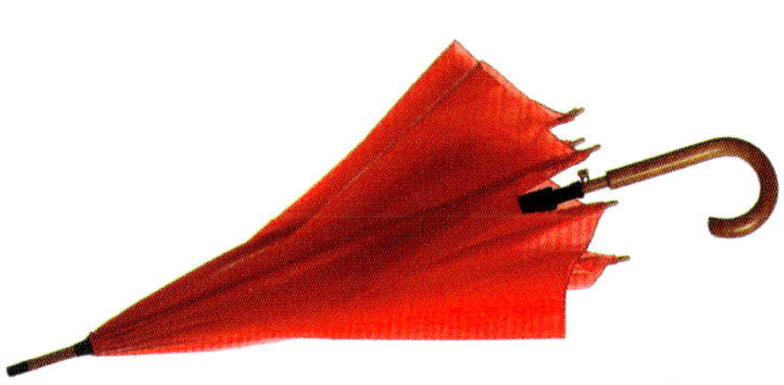

Thema: Herbstwetter

Kopiervorlage

B. Manchmal ist Regen ein Segen!

Finden Sie das Wort **„SEGEN“**. Markieren Sie es.

Wie oft kommt es vor?

R E G E N R E G E N R E G E N
R E G E N S E G E N R E G E N R E
G E N R E G E N R E G E N S E G E N
R E G E N R E G E N R E G E N R

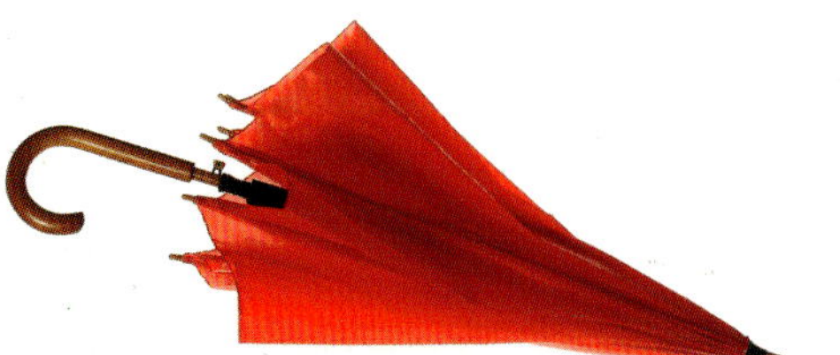

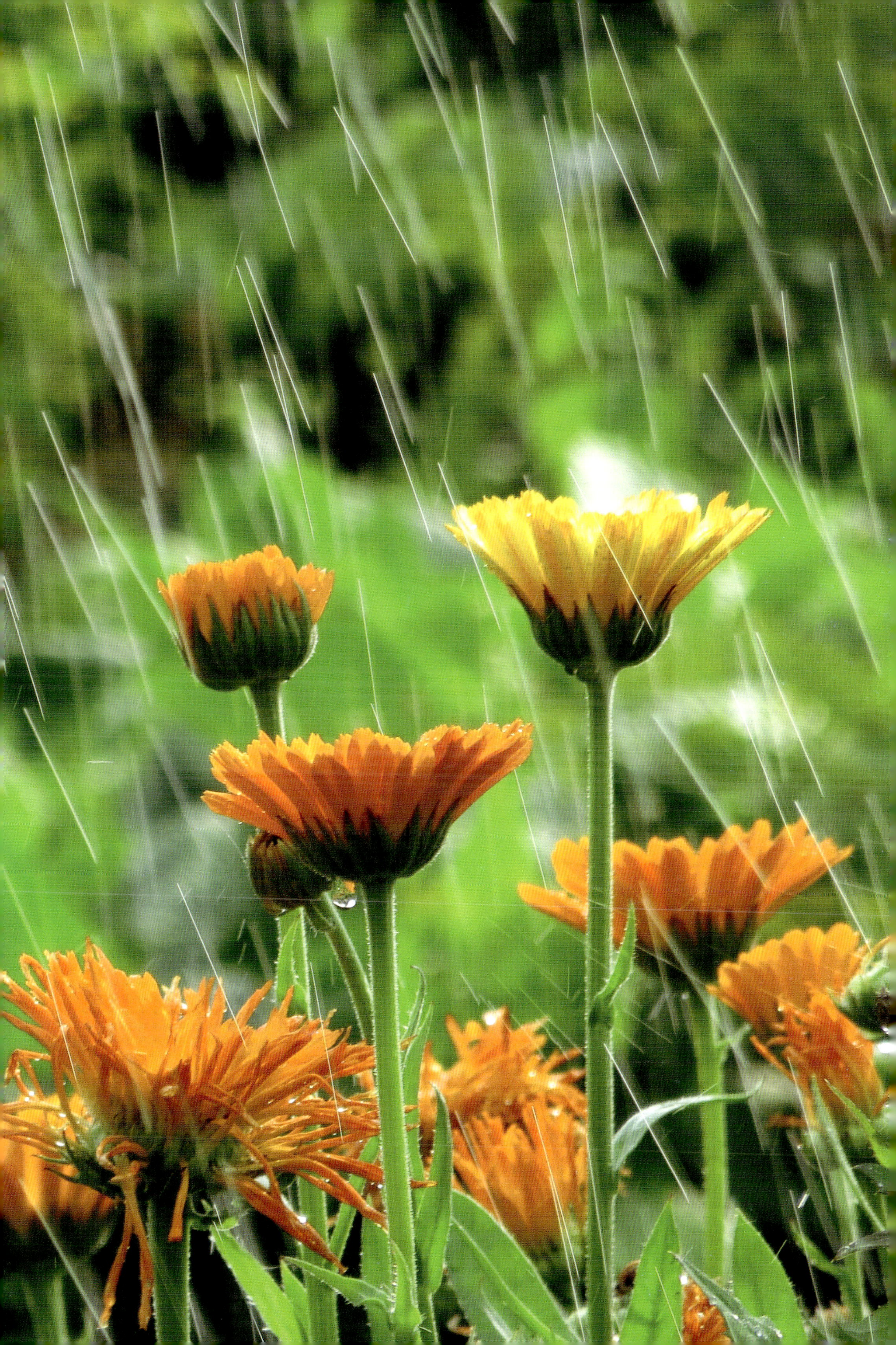

Sprichwörter ergänzen:
Wettersprüche

Das wird trainiert: **Konzentration, Wissen, Worte finden**

So geht's:

Die Übungsleitung liest den Anfang der folgenden Sprichwörter und Redewendungen vor, und die Teilnehmer ergänzen gemeinsam den Schluss.

1. Kräht der Hahn früh auf dem Mist, ändert sich → das Wetter, oder es bleibt wie es ist.
2. Es gibt kein schlechtes Wetter, → es gibt nur falsche Kleidung.
3. Wer Wind sät, wird → Sturm ernten.
4. Dastehen wie die Kuh, wenn's → donnert.
5. Auf Regen folgt → Sonnenschein.
6. Es regnet wie → aus Eimern.
7. Dir ist wohl die Petersilie → verhagelt.
8. Vom Regen in → die Traufe kommen.

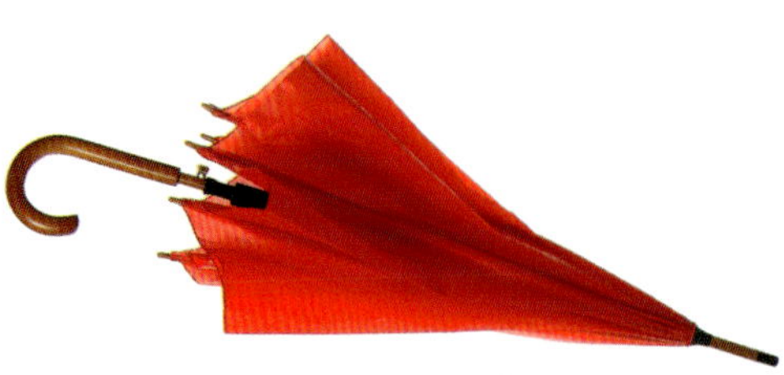

9. Jemanden im Regen stehen lassen. →

10. Das ist Schnee von gestern. →

11. Geh mir aus der Sonne. →

12. Sonne im Herzen haben. →

13. Wind und Wetter trotzen. →

14. Jemanden in den Wind schießen. →

15. Ein Gesicht machen wie drei Tage Regenwetter. →

16. Sein Fähnchen nach dem Wind hängen. →

17. Jemandem den Wind aus den Segeln nehmen. →

18. Ein sonniges Gemüt haben. →

In Gruppen mit geübten Teilnehmern kann die Übungsleitung in einer zweiten Runde nur das Ende vorlesen, und die Teilnehmer versuchen, den Anfang zu ergänzen. Dabei muss die Redewendung immer sinnvoll aufgeteilt werden, z. B.:

... aus der Sonne → Geh mir aus der Sonne.

... drei Tage Regenwetter → Ein Gesicht machen wie drei Tage Regenwetter.

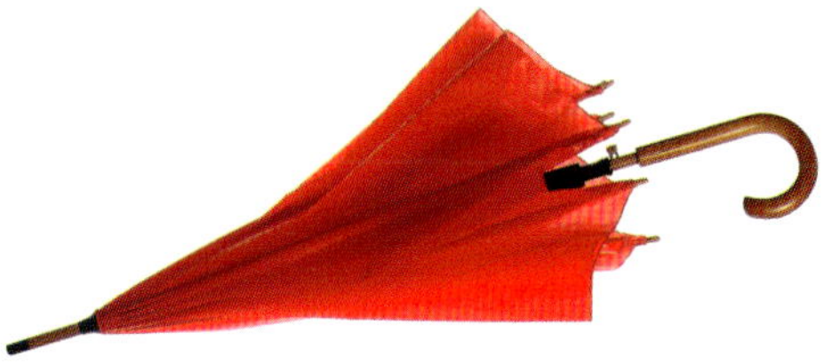

Geschichte:
Sprießende Pilze

Das wird trainiert: **Entspannung**

So geht's:

Die Übungsleitung liest die Geschichte langsam vor.

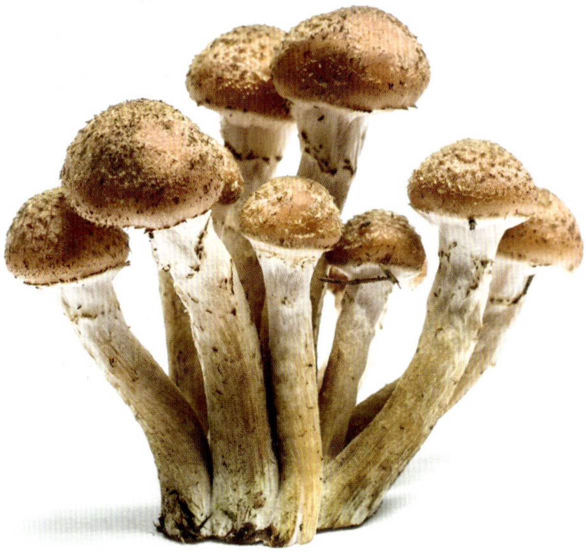

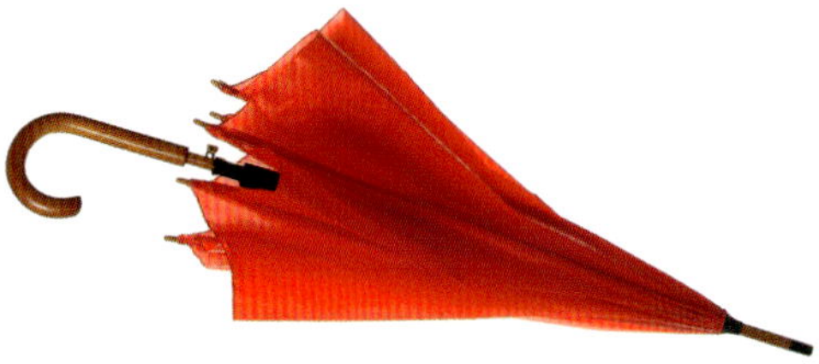

Sprießende Pilze

Heute ist ein typischer Herbsttag. Ein windiger, kalter Herbsttag. Ein Tag, der seinen ganz eigenen Charakter hat. Für Magda ist der Herbst die schönste Jahreszeit. Für sie ist jeder Herbsttag einzigartig, hat jedes farbige Blatt seinen eigenen Charakter. Sie genießt den rauen Wind, mag die Lebendigkeit des Regens, liebt die Herbstsonne, wenn sie sich unverhofft einmal zeigt.

Heute hat sie sich extra einmal Zeit genommen. Zeit genommen für einen langen, schönen Herbstspaziergang. „Es gibt kein schlechtes Wetter, es gibt nur schlechte Kleidung!" Das hat ihre Oma schon gewusst. Also sucht sie ihre kuscheligen weichen Wollsocken heraus und schnürt ihre Wanderschuhe ordentlich und sorgfältig zu. Ihr Mantel ist schön gefüttert und wird sie warmhalten. Schon als sie die Tür öffnet, pfeift ihr der erste Windzug um die Ohren. Magda lächelt. Genau so muss sich der Herbst anfühlen.

Ihr Weg führt sie zu einem kleinen Waldstück ganz in der Nähe. Dort wirbelt der Wind die Blätter ordentlich durcheinander, und es sieht fast so aus, als ob die Blätter tanzen. Der Herbstwind schafft es sogar, dass die Bäume sich ein wenig hin und her wiegen. Magda schaut sich den Boden im Wald ganz genau an. Zwischen den abgefallenen Blättern der Bäume haben sich Pilze an die Oberfläche gewagt. Sogar drei Fliegenpilze entdeckt Magda. Mit ihren roten Pilzhüten und den weißen Punkten sehen sie aus wie aus dem Bilderbuch.

Der Wind wird stärker, und es fängt ein bisschen an zu regnen. Die Tropfen des Regens werden vom Wind in Magdas Gesicht gepustet. So schön der Herbst auch ist, denkt sich Magda, ich glaube, es ist Zeit, nach Hause zu gehen. Sie kuschelt sich in ihren Mantel und freut sich, dass die Natur auch im Herbst so lebendig ist. So lebendig wie das Herbstwetter. Man muss nur genau hingucken.

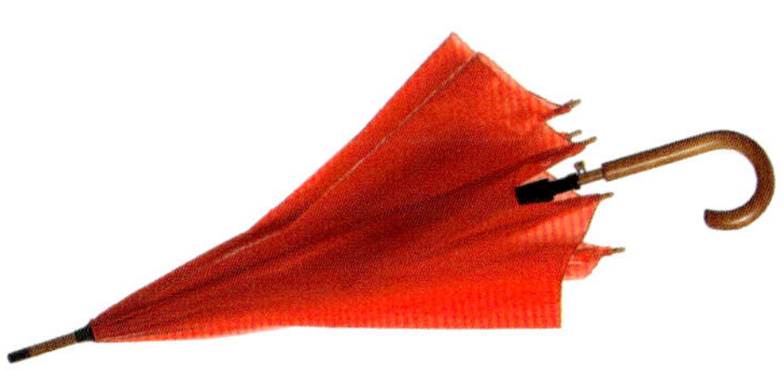

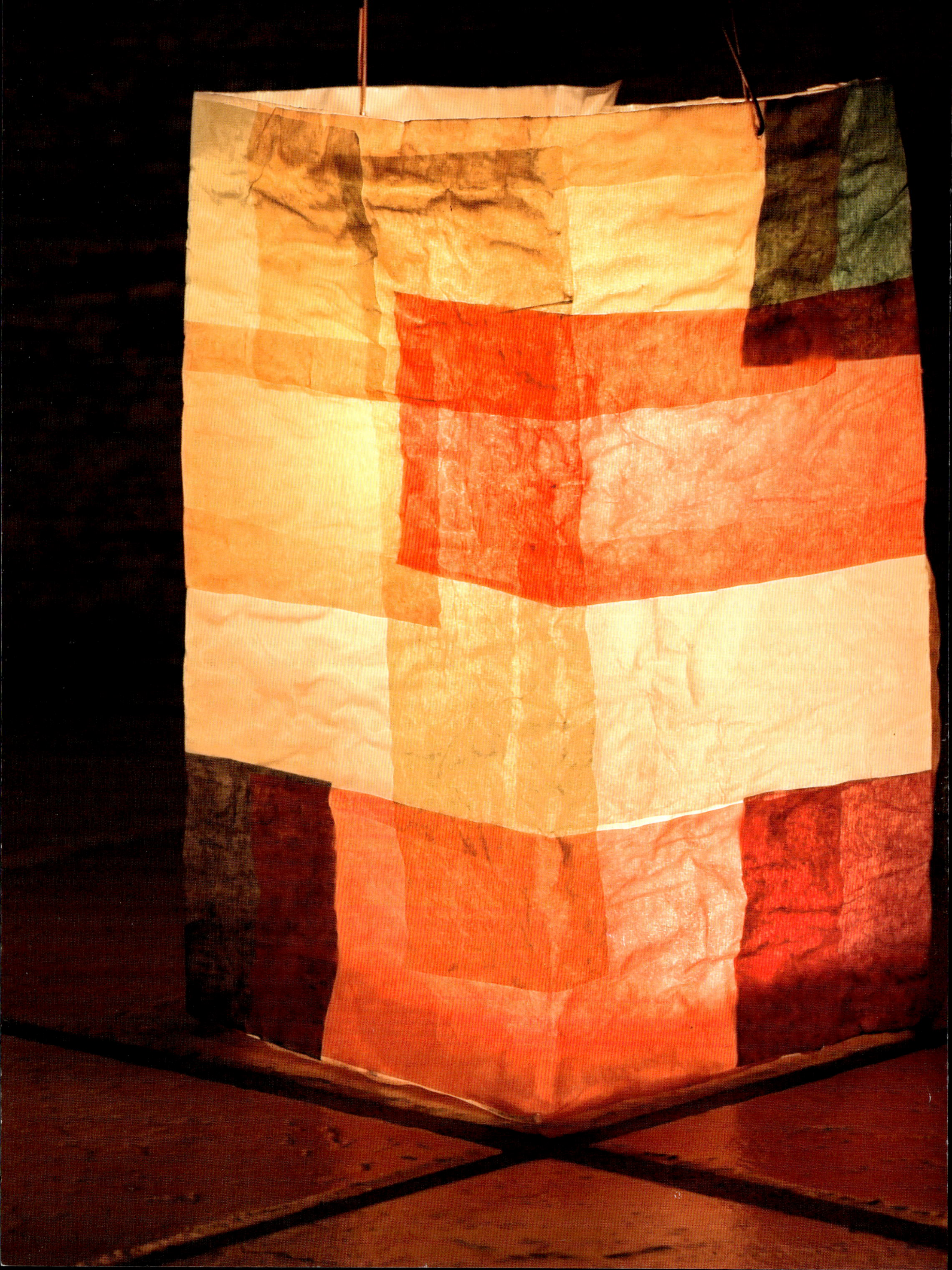

Gemeinsam singen:
„Ich geh mit meiner Laterne“

Das wird trainiert:	musikalisches Gedächtnis, Entspannung
Das wird benötigt:	auf Wunsch Liedzettel (S. 81 und 82)
Das ist vorzubereiten:	ggf. Liedtext in ausreichender Anzahl kopieren

So geht's:

Singen Sie gemeinsam das Lied „Ich geh mit meiner Laterne“.

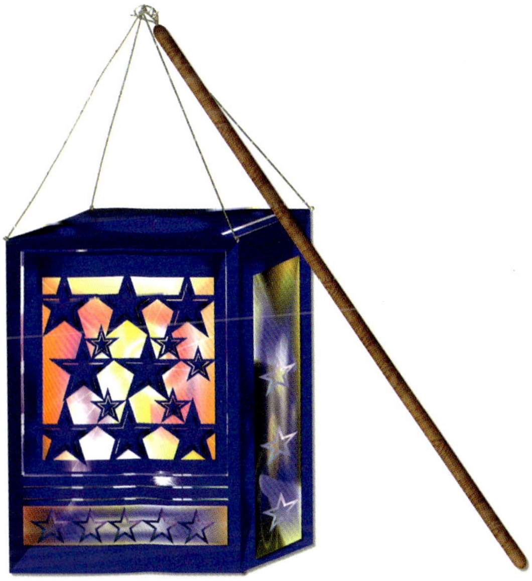

Kopiervorlage

Ich geh mit meiner Laterne

1. Ich geh mit meiner Laterne
und meine Laterne mit mir.
Da oben leuchten die Sterne,
hier unten, da leuchten wir.
St. Martin hier, wir leuchten dir,
rabimmel, rabammel, rabumm.

2. Ich geh mit meiner Laterne
und meine Laterne mit mir.
Da oben leuchten die Sterne,
hier unten, da leuchten wir.
Ein Lichtermeer zu Martins Ehr,
rabimmel, rabammel, rabumm.

3. Ich geh mit meiner Laterne
und meine Laterne mit mir.
Da oben leuchten die Sterne,
hier unten, da leuchten wir.
Mein Licht ist schön, ihr könnt es sehn,
rabimmel, rabammel, rabumm.

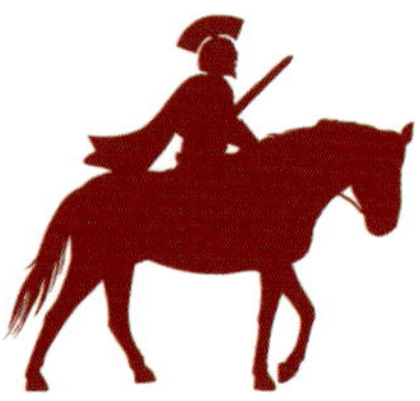

Kopiervorlage

4. Ich geh mit meiner Laterne
und meine Laterne mit mir.
Da oben leuchten die Sterne,
hier unten, da leuchten wir.
Ich trag mein Licht, ich fürcht mich nicht,
rabimmel, rabammel, rabumm.

5. Ich geh mit meiner Laterne
und meine Laterne mit mir.
Da oben leuchten die Sterne,
hier unten, da leuchten wir.
Wie schön das klingt, wenn jeder singt,
rabimmel, rabammel, rabumm.

6. Ich geh mit meiner Laterne
und meine Laterne mit mir.
Da oben leuchten die Sterne,
hier unten, da leuchten wir.
Mein Licht ist aus, wir gehn nach Haus,
rabimmel, rabammel, rabumm.

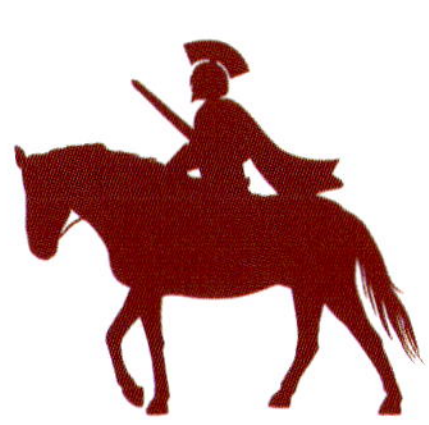

Sammlung:
Martinslieder

Das wird trainiert:	Assoziieren, Worte finden, Wissen
Das wird benötigt:	Flipchart, Tafel oder Zettel;, Stift oder Kreide

So geht's:

Die Übungsleitung sammelt gemeinsam mit den Senioren Martinslieder und ggf. Herbstlieder. Selbstverständlich darf das eine oder andere Lied auch gerne angestimmt werden.

Lösungsvorschläge:

Ich geh mit meiner Laterne; Sankt Martin ritt durch Schnee und Wind; Laterne, Laterne, Sonne, Mond und Sterne; Durch die Straßen auf und nieder; Bunt sind schon die Wälder; Wir pflügen und wir streuen; Spannenlanger Hansel, nudeldicke Dirn ...

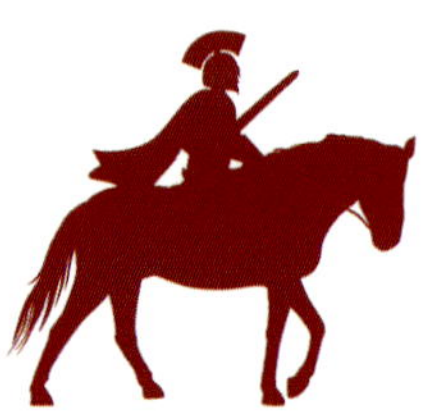

Arbeitsblatt:

Verschluckte Vokale

Das wird trainiert:	**Konzentration, Wissen**
Das wird benötigt:	**Kopien des Arbeitsblatts, ein Stift für jeden Teilnehmer**
Das ist vorzubereiten:	**Arbeitsblatt in ausreichender Anzahl kopieren**

So geht's:

Die Übungsleitung verteilt die Arbeitsblätter und die Stifte und bittet die Teilnehmer, die Aufgabe zu lösen. Die Lösungen werden anschließend vorgelesen und gemeinsam besprochen.

In Gruppen mit ungeübten Teilnehmern werden die Lösungen im Plenum gesucht. Die Teilnehmenden können die Lösungen anschließend aufschreiben, wenn sie möchten.

Lösungen:

M_RT_NSBR_Z_L	→	Martinsbrezel
L_T_RN_	→	Laterne
ST_RN_	→	Sterne
PF_RD	→	Pferd
M_ND	→	Mond
G_NS	→	Gans
M_NT_L	→	Mantel
B_TTL_R	→	Bettler
S_NN_	→	Sonne
M_RT_NSF_ _ _R	→	Martinsfeuer

Kopiervorlage

Fügen Sie die fehlenden Buchstaben ein.

M _ R T _ N S B R _ Z _ L

L _ T _ R N _

S T _ R N _

P F _ R D

M _ N D

G _ N S

M _ N T _ L

B _ T T L _ R

S _ N N _

M _ R T _ N S F _ _ _ R

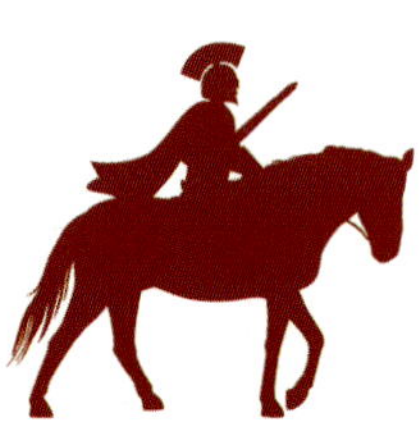

Stichworträtsel:

Was ist gemeint?

Das wird trainiert: ***Assoziieren, Worte finden, Wissen***

So geht's:

Bei dieser Übung müssen die Teilnehmer ein passendes Bezugswort zu den vorgegebenen Stichwörtern finden. Die Übungsleitung liest die Stichwörter vor, die Teilnehmer erraten gemeinsam, was hier gemeint sein könnte.

Stichwörter:		Lösungsvorschläge:
Tonkarton, Bastelarbeit, leuchten, tragen	→	Laterne
rund, Himmel, Gezeiten, Krater	→	Mond
Noten, Melodie, Takt, singen	→	Lied
Fell, Hufe, Schweif, reiten	→	Pferd
Eltern, spielen, Menschen, kleine	→	Kinder
Wachs, Docht, brennen, anzünden	→	Kerze
Himmelskörper, leuchten, Zacken, Bilder	→	Sterne
rot, Stoff, St. Martin, teilen	→	Umhang
Strahlen, heiß, Stern, System	→	Sonne
Almosen, Mensch, arm, kalt	→	Bettler

Bewegung:

„Ich wink mit den Händen so gerne“ – Ein Bewegungslied

Das wird trainiert:	**Bewegung, Konzentration**
Das wird benötigt:	**evtl. Liedblätter**
Das ist vorzubereiten:	**evtl. Liedblätter kopieren**

So geht's:

Mit der Melodie des Liedes „Ich gehe mit meiner Laterne“, das schon zu Anfang der Übungseinheit gesungen wurde, wird das folgende Lied angestimmt. In jeder Strophe werden die Bewegungen dem Text entsprechend durchgeführt.

In Gruppen mit geübteren Teilnehmern, können im Anschluss noch eigene Ideen für weitere Strophen gesammelt und umgesetzt werden.

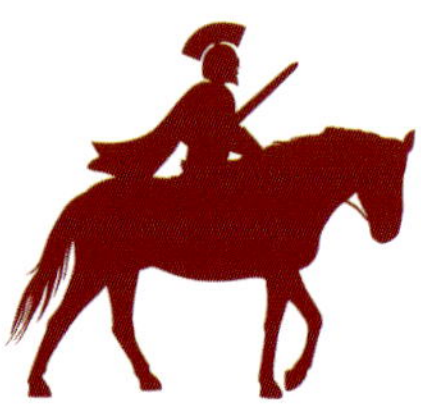

Kopiervorlage

Ich wink mit den Händen so gerne – Ein Bewegungslied

1. Ich wink mit den Händen so gerne
und meine Hände mit mir.
Am Himmel leuchten die Sterne,
hier unten, da winken wir.
Wir winken hier zu Martins Ehr,
rabimmel, rabammel, rabumm.

2. Ich stampf mit den Füßen so gerne
und meine Füße mit mir.
Am Himmel leuchten die Sterne,
hier unten, da stampfen wir.
Wir stampfen hier zu Martins Ehr,
rabimmel, rabammel, rabumm.

3. Ich klatsch mit den Händen so gerne
und meine Hände mit mir.
Am Himmel leuchten die Sterne,
hier unten, da klatschen wir.
Wir klatschen hier zu Martins Ehr,
rabimmel, rabammel, rabumm.

Arbeitsblatt:

Außenseiter finden

Das wird trainiert:	*Konzentration, Wissen*
Das wird benötigt:	*Kopien des Arbeitsblatts, ein Stift für jeden Teilnehmer*
Das ist vorzubereiten:	*Arbeitsblatt in ausreichender Anzahl kopieren*

So geht's:

Die Übungsleitung verteilt die Arbeitsblätter und die Stifte. Sie bittet die Teilnehmer, die Aufgabe zu lösen und auf dem Blatt zu markieren, welche Bilder „aus der Reihe tanzen". Die Lösungen werden anschließend besprochen.

In Gruppen mit ungeübten Teilnehmern werden die Lösungen gemeinsam gesucht. Die Übungsleitung kann zusätzlich Fragen stellen, die den Teilnehmern das Herausfinden der Lösungen erleichtern.

Beispiele für Fragen:

1: Welche Farbe haben die Pferde?
2: Wie viele Strahlen haben die Sterne?
3: Was machen die Gänse gerade?

Die Teilnehmenden können die Lösungen auf dem Blatt markieren, wenn sie es möchten.

Lösungen:

1: Der Schimmel ist das einzige weiße Pferd.
2: Es gibt nur einen Stern mit 8 Strahlen.
3: Nur eine Gans fliegt.

Bitte beachten Sie, dass es auch andere mögliche und richtige Antworten gibt.

Kopiervorlage

Welches Bild passt nicht in die Reihe?

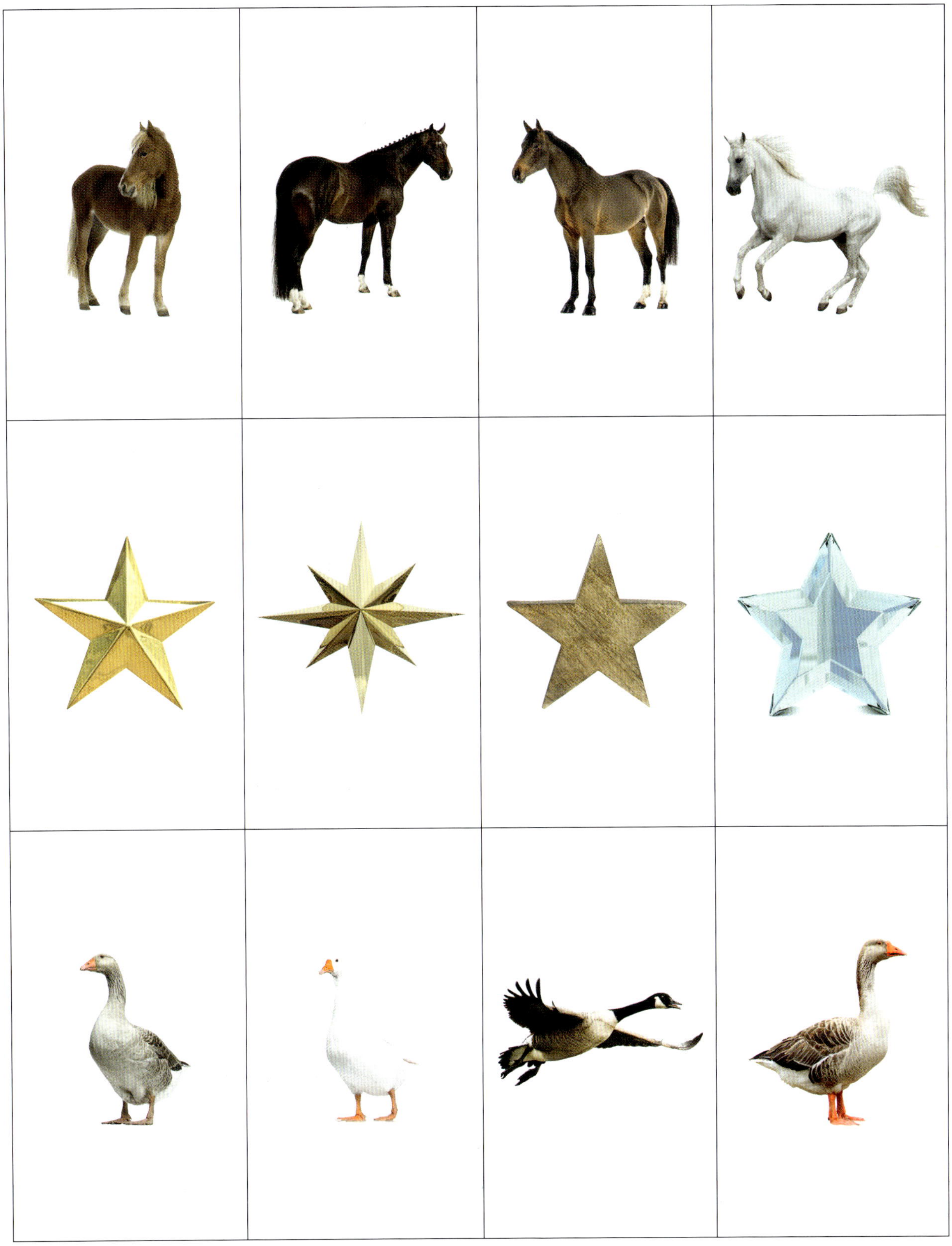

Durcheinandergeraten:

Die Geschichte von St. Martin

Das wird trainiert:	*Urteilen, Wissen, Konzentration*
Das wird benötigt:	*Kopien der Textkarten*
Das ist vorzubereiten:	*Textkarten kopieren und ausschneiden, für den mehrfachen Gebrauch evtl. laminieren*

So geht's:

Die Textkarten mit den Bausteinen der Martinsgeschichte werden gemischt und auf dem Tisch verteilt. Die Teilnehmer versuchen, die Geschichte von St. Martin in die richtige Reihenfolge zu bringen.

Kopiervorlage

Seine Kindheit verbrachte Martin bei seinen Eltern.
Martin ging, wie sein Vater es wollte, zum Militär.
Martin traf in einer kalten Winternacht auf einen frierenden Bettler.
Martin schnitt seinen warmen Mantel durch.
Martin schenkte dem Bettler eine Hälfte des wärmenden Umhangs.
In der folgenden Nacht träumte Martin von Jesus, der den halben Mantel trug.
Jesus bedankte sich bei Martin für seine gute Tat.
Für seine gute Tat wird Martin noch heute von vielen bewundert.

Geschichte:
St. Martin reitet zum Bahnhof

Das wird trainiert: Entspannung

So geht's:

Die Übungsleitung liest die Geschichte langsam vor.

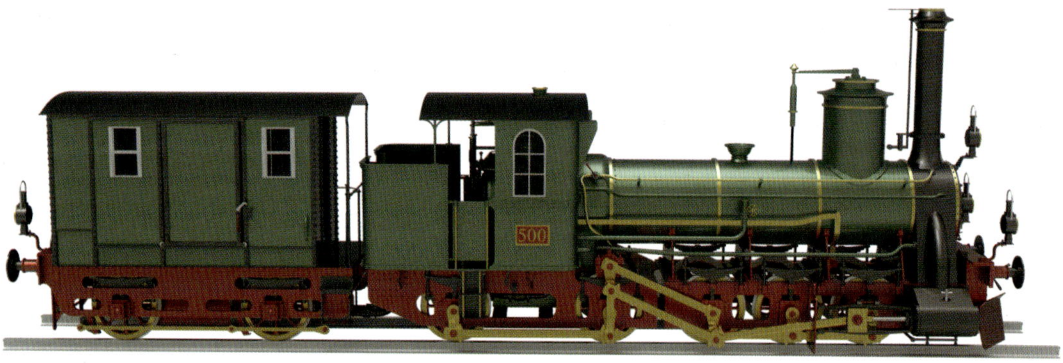

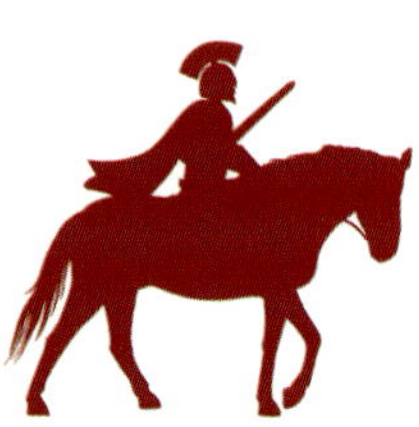

St. Martin reitet zum Bahnhof

Der dreijährige Paul war ganz aufgeregt. In diesem Jahr durfte er das erste Mal zu einem St.-Martins-Umzug gehen. „Wann geht es endlich los?“, fragte er die Mutter jetzt schon zum 324. Mal an diesem Tag. „Erst, wenn es dunkel wird – sonst sieht man doch gar nicht, wie die Laternen leuchten!“, antwortete die Mutter lächelnd. Paul und sie hatten gemeinsam eine wunderschöne Laterne gebastelt. Die Laterne sah aus wie eine Sonne. Auch Pauls Mutter freute sich schon auf den Martinsumzug. Sie freute sich darauf, die altbekannten Lieder zu singen. Sie freute sich darauf, im Anschluss an den Martinsumzug am Martinsfeuer zu stehen, mit den anderen Eltern zu plaudern und mit ihnen ein Tässchen Glühwein zu trinken. Sie war sicher, dass Paul eine Martinsbrezel und ein warmer Kakao gut schmecken würden.

Als die Sonne langsam unterging, machten die beiden sich auf den Weg. „Sind wir gleich da? Sehen wir gleich den Martins-Zug?“, fragte der kleine Paul immer wieder, und die Mutter bejahte. Dann ging es los. Alle Kinder des Kindergartens und der Grundschule waren mit bunten selbstgebastelten Laternen gekommen. Am Anfang des Festzuges ritt St. Martin auf seinem Pferd, und die Kinder trotteten hinterher und sangen die alten Lieder. Es ging einmal quer durch das ganze Dorf. Paul hielt seine Laterne hoch und sang die Lieder stolz mit. Schließlich kamen sie vor der Kirche an. Dort wurde das Martinsfeuer entfacht.

Pauls Mutter wollte sich gerade einen Glühwein holen, da zupfte Paul an ihrem Bein: „Du, Mama, wo ist den jetzt der Zug?“ – „Der Martins-Zug?“, fragte seine Mutter und runzelte die Stirn. „Der ist doch schon vorbei.“ Paul brach in Tränen aus „Ich hab den Zug nicht gesehen. Da war kein Zug, noch nicht mal eine Lokomotive!“

Pauls Mutter sah ihn etwas ratlos an. Neben ihnen stand St. Martin mit seinem Pferd – eigentlich Bauer Egon, ein guter Freund der Familie. Dieser hatte das kleine Drama um den Martins-Zug mitbekommen. „Na, steig auf, Paul, wir gucken mal, ob wir einen Martins-Zug finden“, sagte er. Er hob Paul auf sein Pferd, zwinkerte der Mama zu und machte einen kleinen Ausflug mit Paul zum nahegelegenen Bahnhof. Dort sahen sie nicht nur einen Zug, sondern ganz viele. Das versöhnte den kleinen Paul, und und so schlief er an diesem Abend sehr zufrieden ein.

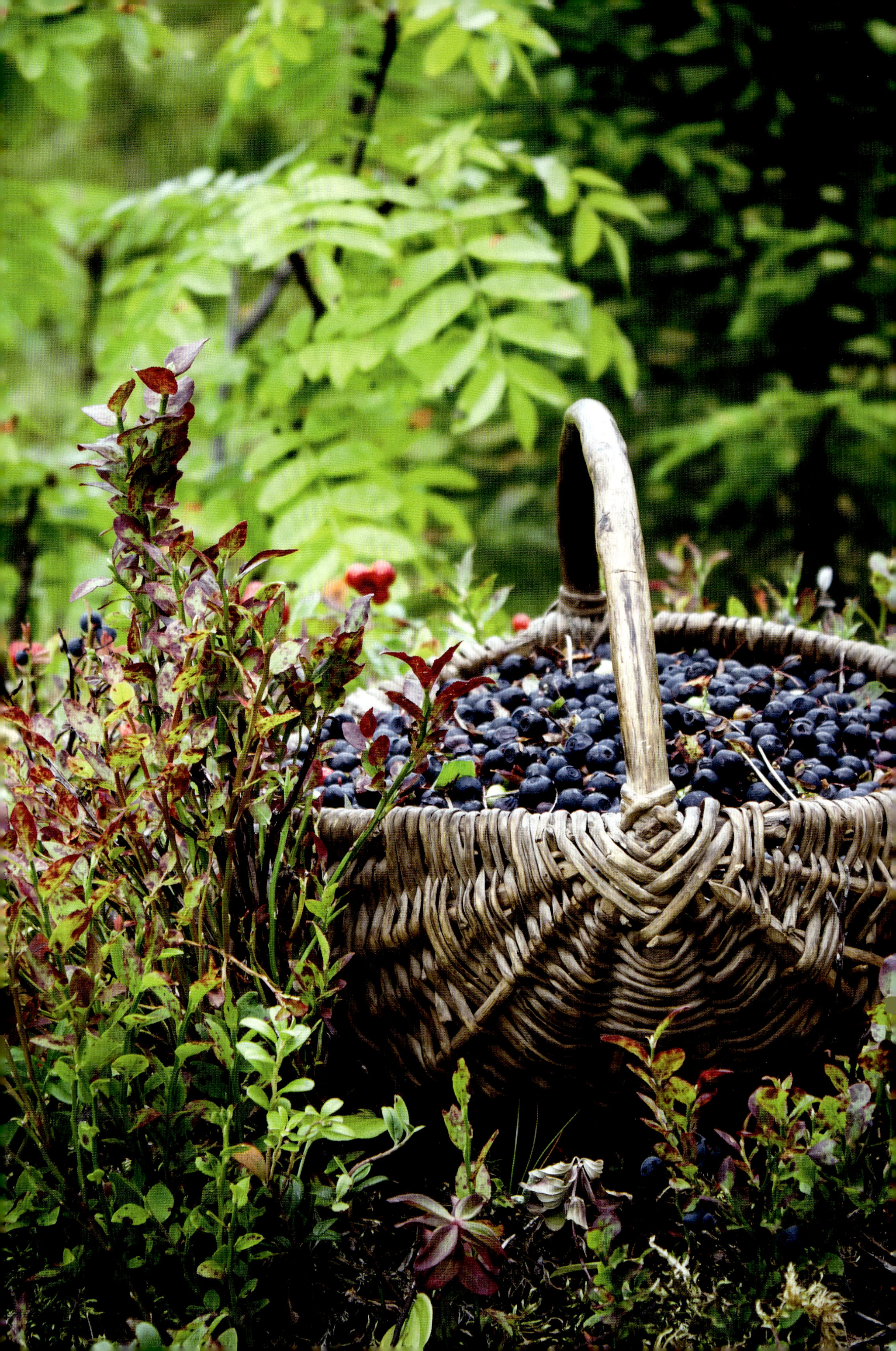

Gemeinsam singen:
„Ein Männlein steht im Walde"

Das wird trainiert:	*musikalisches Gedächtnisk, Entspannung*
Das wird benötigt:	*auf Wunsch Liedzettel (S. 96)*
Das ist vorzubereiten:	*ggf. Liedtext in ausreichender Anzahl kopieren*

So geht's:

Singen Sie gemeinsam das Lied „Ein Männlein steht im Walde".

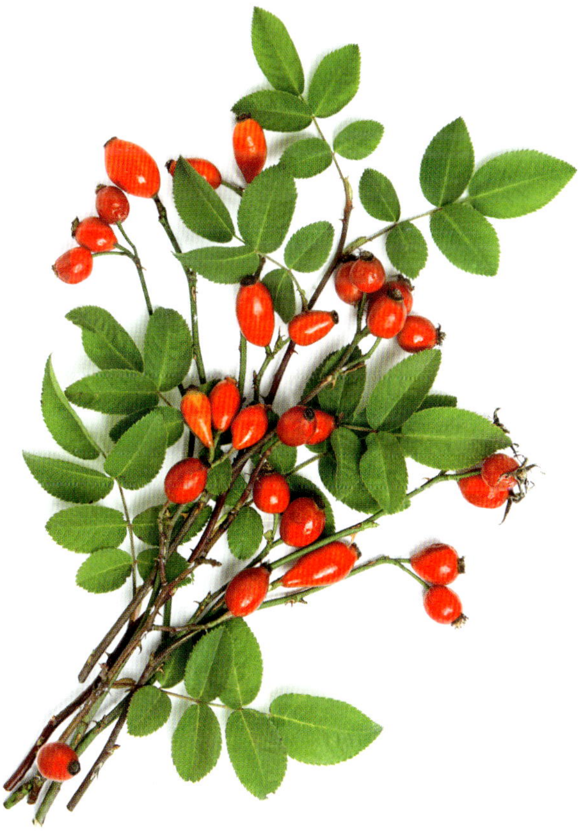

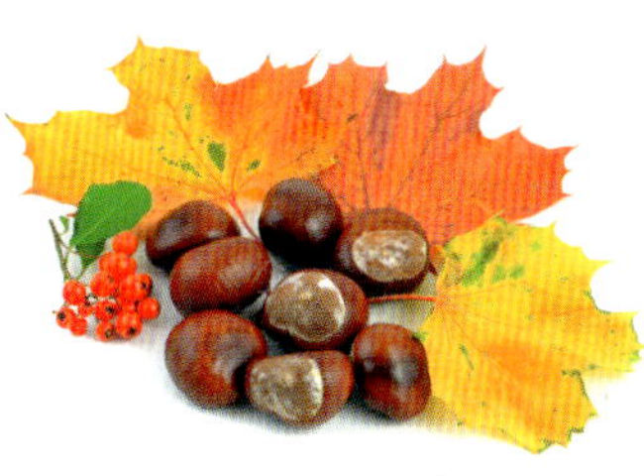

Kopiervorlage

Ein Männlein steht im Walde

Ein Männlein steht im Walde, ganz still und stumm.
Es hat von lauter Purpur ein Mäntlein um.
Sagt, wer mag das Männlein sein,
das da steht im Wald allein
mit dem purpurroten Mäntelein?

Das Männlein steht im Walde auf einem Bein
und hat auf seinem Haupte schwarz Käpplein klein.
Sagt, wer mag das Männlein sein,
das da steht im Wald allein
mit dem kleinen schwarzen Käppelein?

(Sprechen:)
Das Männlein dort auf einem Bein
mit seinem roten Mäntelein
und seinem schwarzen Käppelein
kann nur die Hagebutte sein.

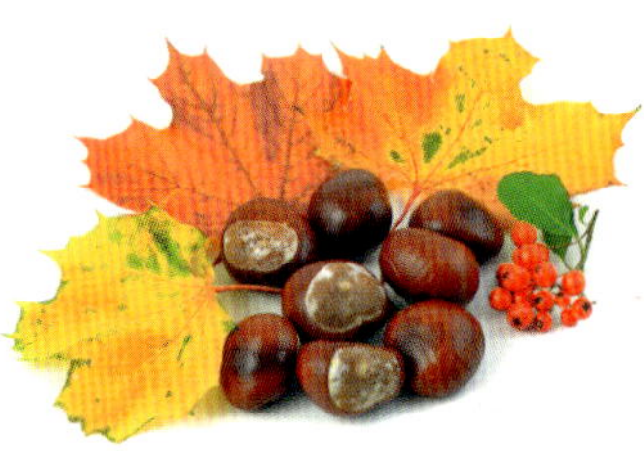

Sammlung:

Kreativ mit Kastanien

Das wird trainiert:	**Assoziieren, Worte finden, Wissen**
Das wird benötigt:	**Flipchart, Tafel oder Zettel; Stift oder Kreide**

So geht's:

Die Übungsleitung sammelt gemeinsam mit den Senioren Ideen, welche Dinge man aus Kastanien basteln kann.

Lösungsvorschläge:

Männchen, Pferdchen, Schlangen, Igel, Kränze, Kerzenhalter, Ketten, Spiele …

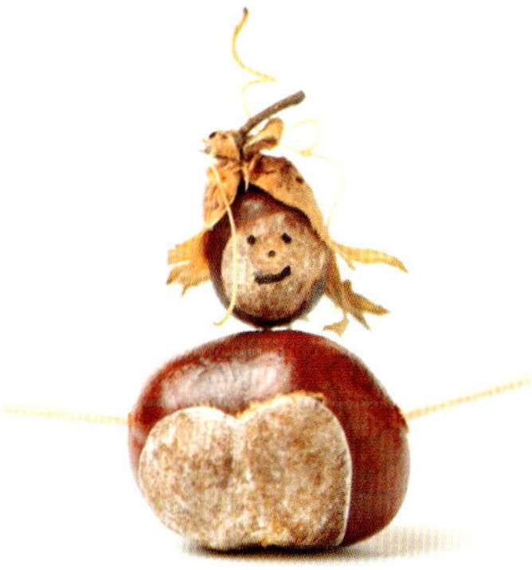

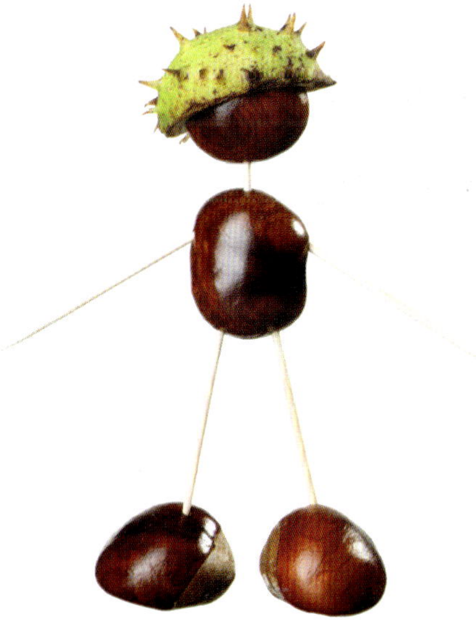

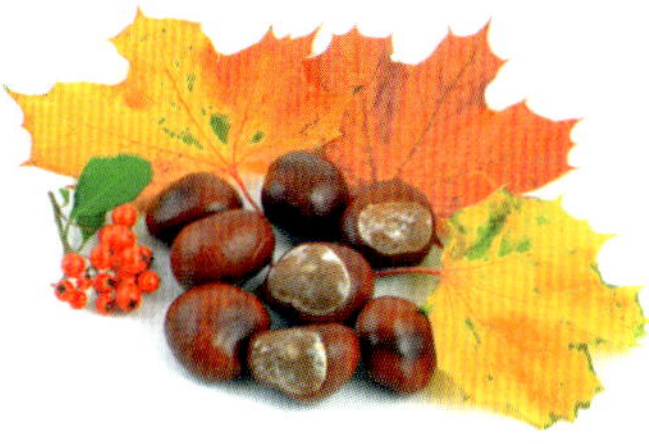

Arbeitsblatt:
Bäume und ihre Früchte

Das wird trainiert:	*Konzentration, Wissen*
Das wird benötigt:	*Kopien des Arbeitsblatts, ein Stift für jeden Teilnehmer*
Das ist vorzubereiten:	*Arbeitsblatt in ausreichender Anzahl kopieren*

So geht's:

Die Übungsleitung verteilt die Arbeitsblätter und die Stifte und bittet die Teilnehmer, die Aufgabe zu lösen. Die Lösungen werden anschließend gemeinsam besprochen.

In Gruppen mit ungeübten Teilnehmern wird die Lösung gemeinsam in der Gruppe gesucht.

Lösungen von oben nach unten:

Eiche, Buche, Edelkastanie, Birke, Ahorn, Rosskastanie

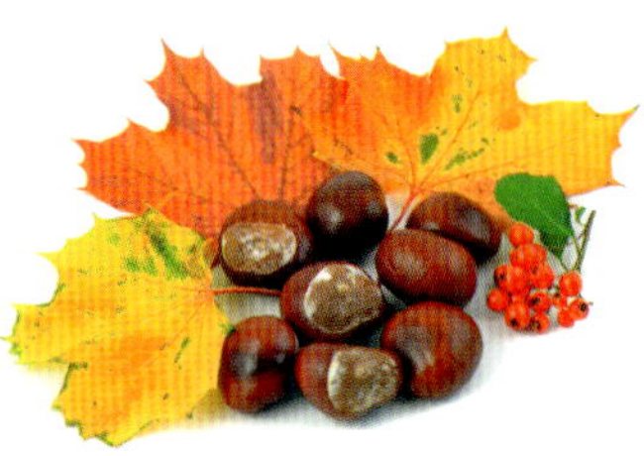

Kopiervorlage

Welche Herbstfrucht gehört zu welchem Baum? Verbinden Sie mit einer Linie, was zusammengehört.

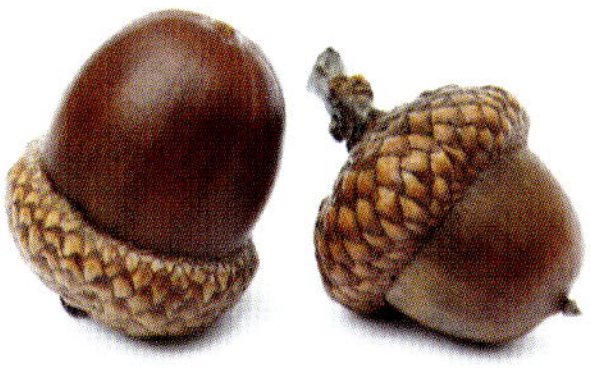	Edelkastanie
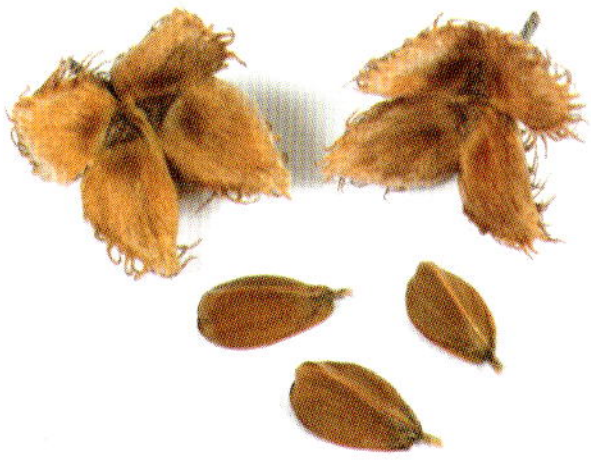	Birke
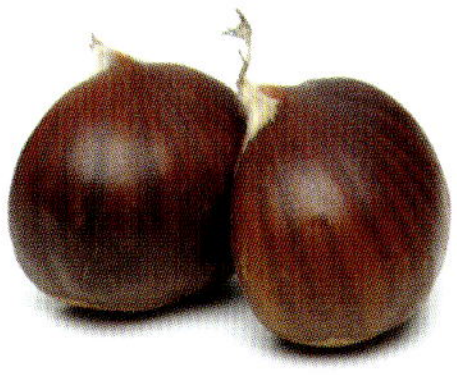	Eiche
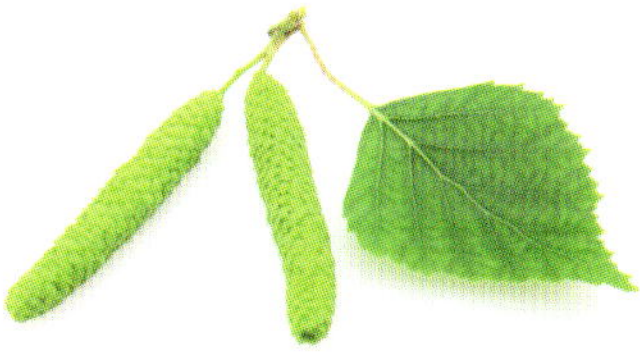	Rosskastanie
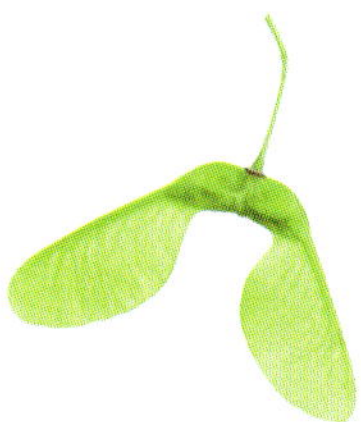	Buche
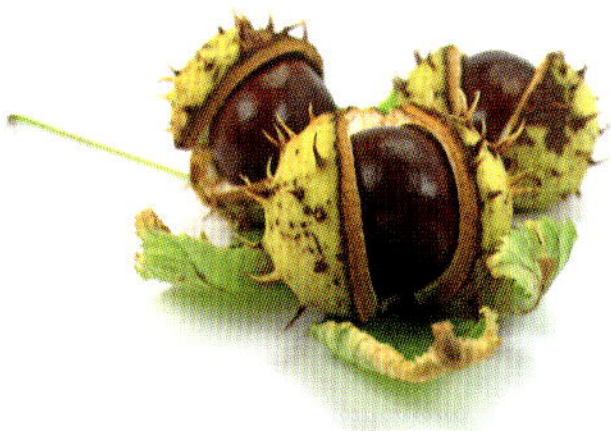	Ahorn

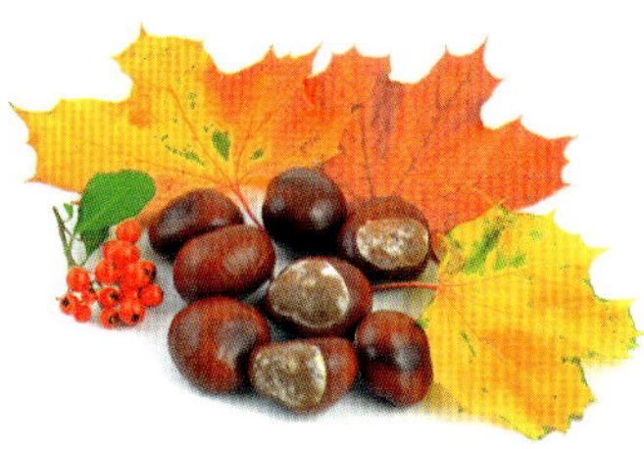

Rückwärts buchstabieren

Das wird trainiert: *Konzentration, Wissen*

So geht's:

Die Übungsleitung nennt reihum jedem Teilnehmer eines der folgenden Wörter. Jeder versucht, sein Wort rückwärts zu buchstabieren.

In Gruppen mit weniger geübten Teilnehmern können die Wörter vorwärts buchstabiert werden.

1. Eichel (L-E-H-C-I-E)
2. Korb (B-R-O-K)
3. Birke (E-K-R-I-B)
4. Ahorn (N-R-O-H-A)
5. sammeln (N-L-E-M-M-A-S)
6. Buche (E-H-C-U-B)
7. Weide (E-D-I-E-W)
8. Wald (D-L-A-W)
9. Laub (B-U-A-L)
10. Kastanie (E-I-N-A-T-S-A-K)

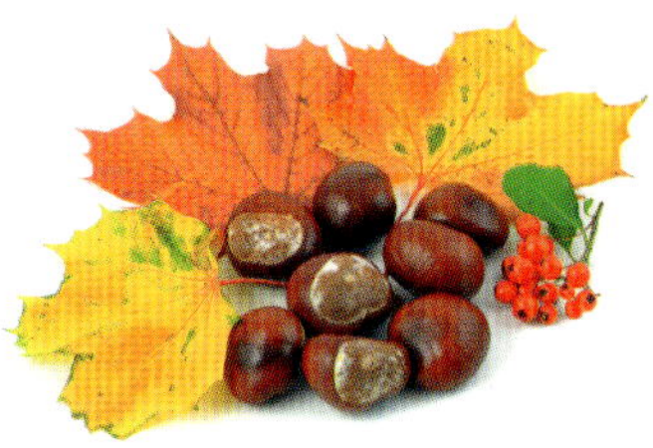

Bewegung:

Bewegtes Buchstabieren

Das wird trainiert:	*Bewegung, Konzentration*
Das wird benötigt:	*Flip-Chart, Zettel oder Tafel; Stift oder Kreide*

So geht's:

Die Gruppe beschließt gemeinsam eine Bewegung für jeden Buchstaben des Wortes Kastanie. Die Übungsleitung schreibt für alle mit.

Beispiele:

K - mit beiden Fingern schnipsen

A - in die Hände klatschen

S - mit dem rechten Fuß stampfen

T - mit dem linken Fuß stampfen

A - in die Hände klatschen

N - auf die Oberschenkel patschen

I - über Kreuz auf die Oberschenkel patschen

E - seitlich an die Oberschenkel patschen

Im Anschluss buchstabiert die Gruppe das Wort mehrfach langsam im Chor und führt dazu die passenden Bewegungen durch.

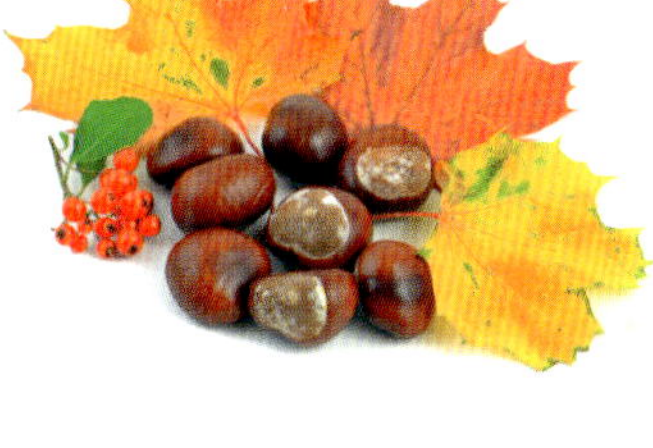

Arbeitsblatt:

Buchstabensalat

Das wird trainiert: Konzentration, Wissen

Das wird benötigt: Kopien von Arbeitsblatt A oder B, ein Stift für jeden Teilnehmer

Das ist vorzubereiten: Arbeitsblatt A oder B in ausreichender Anzahl kopieren

So geht's:

Für geübtere Gruppen verteilt die Übungsleitung Arbeitsblatt A und die Stifte und bittet die Teilnehmer, die Aufgabe zu lösen. Die Lösungen werden anschließend vorgelesen und gemeinsam besprochen.

Für Gruppen mit ungeübten Teilnehmern nutzen Sie Version B des Arbeitsblattes (siehe Seite 104) Die Lösungen werden gemeinsam in der Gruppe besprochen.

Lösungen Arbeitsblatt A:

Reh
Eichel
Korb
Wildschwein
Wald
Früchte

Lösungen Arbeitsblatt B:

Reh
Korb
Wald

! Zum Teil gibt es auch andere Lösungsmöglichkeiten.

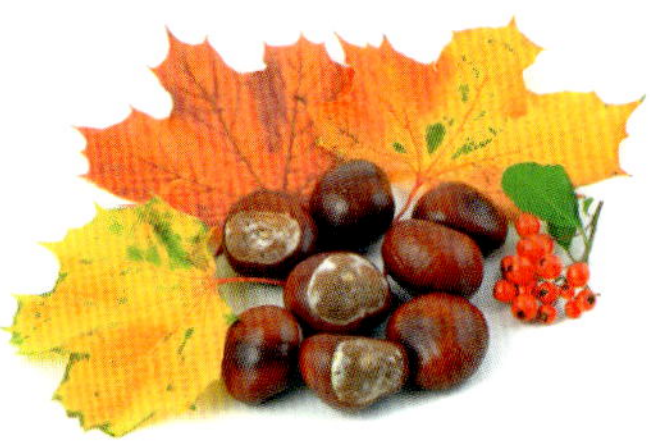

Kopiervorlage

A. Hier wurden die Buchstaben durcheinandergewürfelt.
Bringen Sie die Buchstaben in eine sinnvolle Reihenfolge!

ERH - ______________________

CHEIEL - ______________________

RKBO - ______________________

IWNIDSLCWEH - ______________________

LWDA - ______________________

TÜERCHF - ______________________

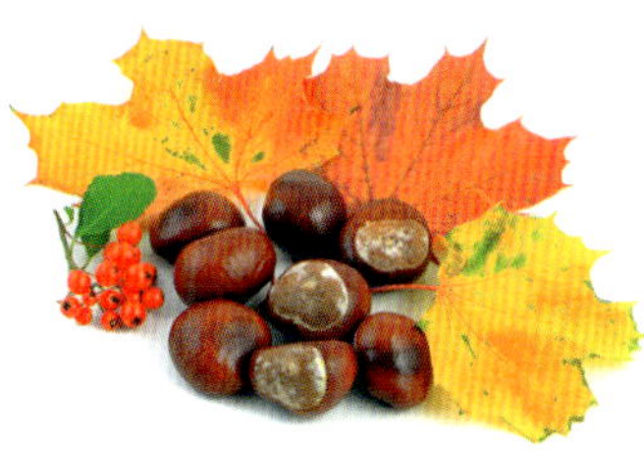

Kopiervorlage

B. Hier wurden die Buchstaben durcheinandergewürfelt.

Bringen Sie die Buchstaben in eine sinnvolle Reihenfolge!

ERH - ______________________________

RKBO - ______________________________

LWDA - ______________________________

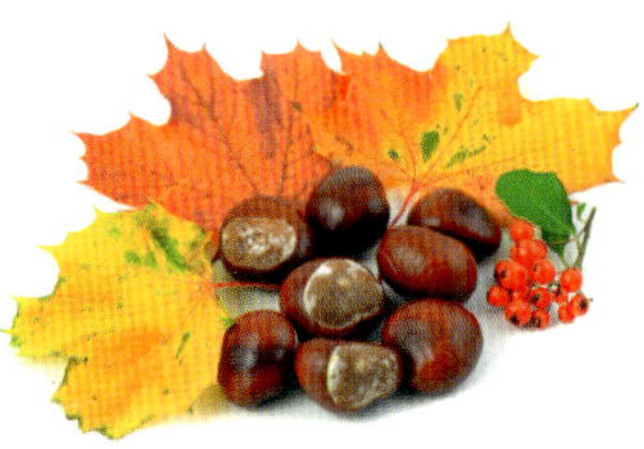

Notizen

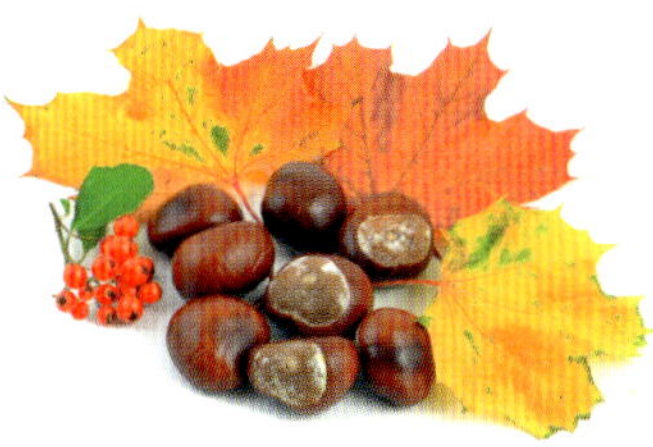

Informationen merken:

Wer, was, wann, wo?

Das wird trainiert:	**Merkfähigkeit, Konzentration**
Das wird benötigt:	**für ungeübte Teilnehmer Kopien des Infotextes**
Das ist vorzubereiten:	**ggf. Infotext in ausreichender Anzahl kopieren**

So geht's:

Die Übungsleitung liest den Teilnehmenden folgenden Text langsam und deutlich vor und stellt im Anschluss die untenstehenden Fragen.

Bei Gruppen mit ungeübten Teilnehmern verteilt die Übungsleitung Kopien des Informationstextes und liest diesen laut vor. Die Teilnehmer können mitlesen. Anschließend stellt die Übungsleitung die unten aufgeführten Fragen. Die Senioren können die Antworten aus dem Text heraussuchen.

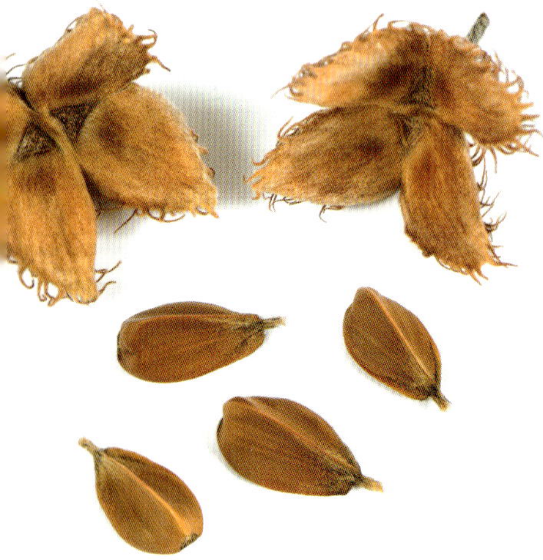

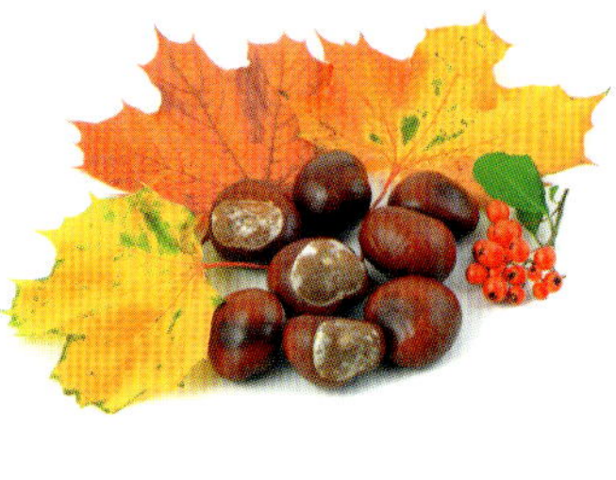

Kopiervorlage

Informationstext

Irmgard Schröer wurde 1933 in Oberdorf geboren.

Schon als kleines Kind liebte sie es, im Wald spazieren zu gehen. Am liebsten sammelte sie Bucheckern im Wald. Kastanien sammelte sie auch und bastelte daraus Männchen und Tiere.

1950 veröffentlichte sie ein Buch mit Bastelideen rund um Kastanien. Das Buch wurde 2015 neu aufgelegt, weil die Ideen immer noch einzigartig und gelungen sind.

Fragen:

Wie heißt Irmgard mit Nachnamen?

Wann wurde Irmgard geboren?

Wo wurde Irmgard geboren?

Wo ging Irmgard als kleines Mädchen gerne spazieren?

Woraus bastelte Irmgard Männchen und Tiere?

Wann veröffentlichte Irmgard ein Buch?

Wann wurde das Buch neu aufgelegt?

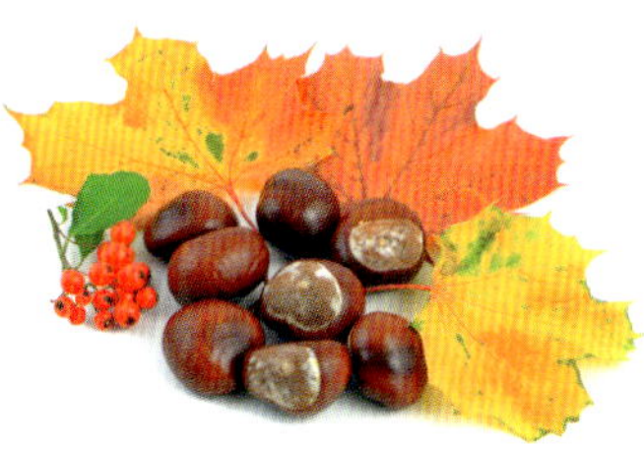

Geschichte:

Hagebuttenmarmelade

Das wird trainiert: Entspannung

So geht's:

Die Übungsleitung liest die Geschichte langsam vor.

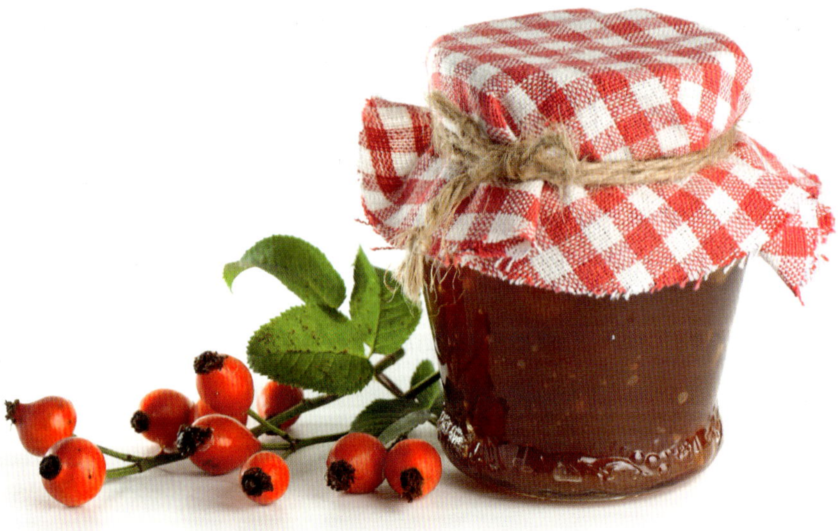

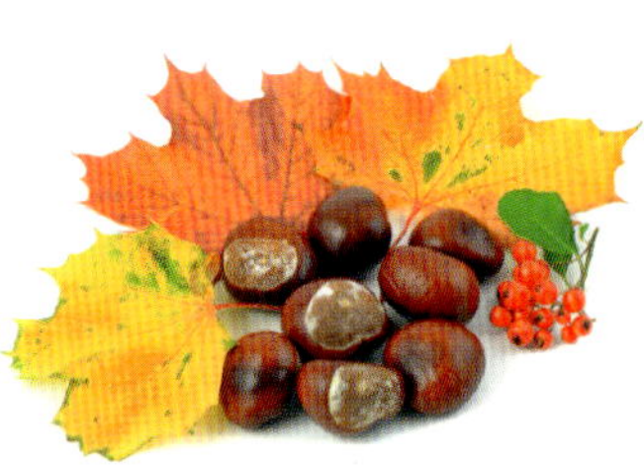

Hagebuttenmarmelade

„Oh nein!" Die kleine Inga war traurig und lief schnell zu ihrer Oma. „Oma, die wunderschönen Wildrosen sind alle verblüht und haben ihre Blätter verloren!" – „Aber Inga", versuchte die Oma zu trösten, „sie kommen doch nächstes Jahr wieder!" Aber so recht schien das Inga nicht zu überzeugen.

Da hatte die Oma eine Idee. „Komm, Inga", sagte sie geheimnisvoll, „wir gehen mal zu den Büschen und schauen nach, ob die Rosen uns nicht etwas Schönes dagelassen haben." – „Was sollen einem Rosen denn dalassen?", fragte Inga etwas verwundert. „Na los, komm einfach mit!" Inga war so verwundert, dass sie das Traurigsein sofort vergaß. Doch an den Büschen angekommen, sagte sie: „Du, Oma, da ist nichts." – „Doch, schau mal genau", entgegnete die Oma triumphierend und zeigte auf eine Hagebutte. „Was ist das?", wollte Inga wissen. „Das ist die Zutat für eine ganz wunderbare Marmelade: Hagebuttenmarmelade", erklärte die Oma. Gemeinsam pflückten die beiden die Hagebutten und gingen mit den Herbstfrüchten in die Küche.

Damit die Hagebutten gut passiert werden konnten, kochte die Oma sie kurz ein bisschen weich. Dann durfte Inga die Früchte durch die „Flotte Lotte" drehen, so nannte Oma die Passiermühle. Das Fruchtmus kochte die Oma dann mit viel Zucker auf und füllte es noch heiß in Schraubgläser, die sie zum Abkühlen auf den Kopf stellte.

Inga konnte es kaum erwarten, die Marmelade zu probieren. Weil sie so ungeduldig war, nahm die Oma eine frische Scheibe Brot, bestrich sie mit Butter und etwas von der noch warmen Hagebuttenmarmelade, die im Kochtopf hängengeblieben war. „Oma, gut, dass die Wildrosen weg sind und uns die Hagebutten dagelassen haben", nuschelte Inga mit vollem Mund, nachdem sie in das Brot hineingebissen hatte, und sie strahlte über das ganze Gesicht.

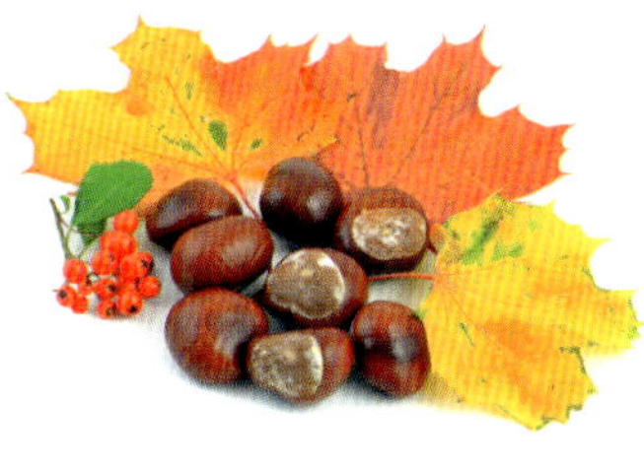